思春期青年期ケース研究 5

女性と思春期
○

中村留貴子・渋沢田鶴子・小倉　清　責任編集
思春期青年期ケース研究編集委員会編

岩崎学術出版社

「思春期青年期ケース研究」編集委員

小倉　　清（クリニックおぐら）

乾　　吉佑（専修大学）　　　　　　井上　洋一（大阪大学）
岩田　泰子（県立神奈川こども医療センター）　牛島　定信（東京慈恵会医科大学）
生地　　新（山形大学）　　　　　　笠原　敏彦（国立国際医療センター）
狩野力八郎（東海大学）　　　　　　川谷　大治（川谷医院）
神庭　重信（山梨医科大学）　　　　北西　憲二（森田療法研究所）
齊藤万比古（国立精神・神経センター）　坂口　正道（東京都立府中病院）
渋沢田鶴子（コロンビア大学・ニューヨーク）　清水　將之（三重県立小児心療センター あすなろ学園）
生島　　浩（法務省浦和保護観察所）　高橋　俊彦（名古屋大学）
舘　　哲朗（東海大学）　　　　　　館　　直彦（東京慈恵会医科大学）
堤　　　啓（福岡大学）　　　　　　中村　伸一（中村心理療法研究室）
中村留貴子（千駄ヶ谷心理センター）　中安　信夫（東京大学）
成田　善弘（椙山女学園大学）　　　樋口　輝彦（昭和大学藤が丘病院）
本間　博彰（宮城福祉センター）　　溝口　純二（東京都精神医学総合研究所）
村上　靖彦（名古屋大学）　　　　　守屋　直樹（社会保険埼玉中央病院）
若林慎一郎（金城学院大学）

刊行にあたって

　思春期青年期ケース研究のシリーズを刊行するにあたり，若干の事柄にふれておきたい。

　わが国で思春期・青年期の症例が臨床の場で扱われるようになって，もうかなりの年月がたっている。そして今日においては，好むと好まざるとを問わず，精神科臨床に携わっている者は，等しくこの年齢群の人びとに出会うことになってきているのが実情であろう。それにしたがって，これまでにも思春期青年期精神医学に関する成書，手引書，解説書などの刊行は，翻訳されたものも含めて，もうかなりの数にのぼっているといってよい。それにもかかわらずというべきか，それとも，それだからこそというべきか，もっと臨床の実際に即したものに接したいという希望が多くなってきているという指摘が強くある。さまざまの立場の臨床家による，さまざまの臨床のありようをお互いに示しあい，お互いから学ぶということがあってもよいのではないかという声である。そこがこのシリーズの出発点になっているわけである。

　本シリーズでは理論について云々するよりも個々の治療者の持ち味，個性，考え方などを臨床例をとおして，よくもわるくも生々しく提示していただくということを目的としている。臨床の場でなされたままをさらけ出すのである。そうでなければ臨床例集としての意味が薄れると思えるからである。しかしそこですぐに問題になるのは，クライエントの秘密の保持ということである。この点に関しては各執筆者に最大限の配慮をお願いすることになった。実際，その点が一番の苦労を要したところであったと言えるのではなかろうか。クライエントの秘密を守ることと，そして臨床例から学ぶということの重さをはかることである。このことは今後ともに，このシリーズの最大の眼目となるであろう。

この企画のすすめ方については，本筋，以下のようにとりきめている。各シリーズの執筆の仕方や構成は，窮屈に統一したものとはせず，編集を担当する方の裁量にまかせる。たとえば，各執筆者をまじえての座談会を最後にのせるとか，一例一例についてのコメントを編者に書いていただく。あるいは，全体を通してコメントを書いていただく。また症例によっては編集担当以外の方にコメントをいただくという具合である。場合によってはそういうコメントに対して執筆者が御自分の意見なり感想をさらに述べていただくこともありうる。その他の工夫もまたありうるであろう。

　このシリーズは，今後年2回の刊行を予定している。思春期・青年期の臨床に携わっておられる多くの方々のお役にたつことを願っている。

　　　　　　　　　　　　　　　思春期青年期ケース研究編集委員会

序　文

　本書においては，女性における思春期青年期発達に特有の傾向や課題を改めて振り返ってみることができればという視点から編集を試みた。女性と思春期というテーマは幅が広く，どういう角度から考えてみればいいのか，当初は考えあぐねていた。たとえば，特に身体的成熟に伴う内的な混乱や不安定という，いわゆる早期の思春期年代における心理的課題もあれば，親分離や異性愛関係の達成，アイデンティティの確立という，より青年期的な精神発達の課題もある。あるいは，思春期それ自体の視点もあれば，成人の内的世界における思春期的な心性をめぐる課題もある。そのすべてを網羅しようとすると際限がなくなるので，最終的には，内容についての制約を排し，事例を提供してくださる先生方に自由にお書きいただくことにした。

　最初の事例は，非行少女における逸脱行動と，その保護観察処分の経過をめぐる報告である。特に，性的な行動化と非行は多くの場合に密接に関係するが，女性は心理的にも身体的にも被害的な立場に立たされやすい。そのことが，女性における思春期発達，特に性的な発達の難しさにも反映する。事例提供者も，女性性の発達との関連で性的な逸脱行動の検討を行っているが，「予期しない妊娠，中絶を繰り返しながら，彼女たちが心身ともに傷ついていく」ことに注目しているのは重要な視点と思う。しかもその背景には，傷ついた否定的な自己像があるという。否定的な自己像の背後には否定的な母親像が存在し，否定的な女性性しか形成されない。女性としての安心感や肯定感は，女性として同一化することのできる対象が存在しているかどうかによる側面が少なくない。そのような内的な傷つきや葛藤の反映として，性行動についても理解しようとする共感的な姿勢がうかがわれる。

　つぎの二つの事例は，母親との同一化と分離をめぐる葛藤，そこからの脱

備給とアイデンティティの形成という青年期的な発達課題が特徴的に示されている。それに加えて，クライエントとセラピストの関係性にまつわる検討も併せて報告されている。クライエントの病態水準が比較的保たれていることも手伝って，いかにも青年期の女性らしい心の動きが展開されている。また，これらの事例においては，女性のクライエントと女性のセラピストという，女性同士の組み合わせにおける面接の展開という問題も含まれている。セラピストの側も自分自身の過去の青年期的な体験や葛藤を自覚しながら，それによってクライエントに対する理解をより深めている。そのような女性セラピストであったからこそ，母親との葛藤や関係性，自己同一性の形成をめぐる困難さなどがより際立ち，扱うことができるものになった側面もあるのではないかと思われる。

　また，最後の不登校の事例においても，祖母や母親から娘へと受け継がれていく女性性をめぐる葛藤の歴史と，クライエントにおける女性性の獲得というテーマが報告されている。奇しくも，女性の精神発達における母親の存在と役割の重要性，母親からの分離と自立の難しさがそれぞれの事例で報告されたことになるが，これはむしろ自然な結果といえるのかもしれない。女性としてのアイデンティティ形成が，母親というモデルを介して獲得され得るものであるとすれば，母親との関係性は期待と失望に満ちた葛藤的なものになるだろう。乳幼児期からの依存対象としての母親からの分離，離脱という発達課題も重なるので，なおさらのことである。

　思春期拒食症の事例においては，より思春期的な精神発達の段階における葛藤の在り方や面接の展開が示されている。この事例も，病態水準が比較的高いこともあり，短期間で一定の改善を得ている。セラピストとの関係性の在り方や展開が，前の青年期事例との年代の違いを明らかにしている。内的な体験や気持ちを十分に言語化するというよりは，態度や状態の変化の方がやや先行し，本来の発達の動きが回復することで，更なる発達が加速されるという，思春期においてよく経験される展開が明確に報告されている。

　どの事例報告も，臨床的な出来事やクライエントの人となりがよく伝わっ

てくるように感じられる。しかも，クライエントの能力にも支えられて，内的な世界を細かく共感的に理解し，扱おうとするセラピストの姿勢を読み取ることができる。思春期青年期の臨床に携わる者にとっては比較的共有しやすい経験の報告をまとめることができたのではないかと思う。

　最後に，この巻が企画されてから刊行にいたるまでには，予定をはるかに超えた長い時間が経過した。1993年7月，渋澤先生と中村によって第1回目の編集会議が行われてから，予想外のいろいろな紆余曲折を経て，やっと刊行の運びとなった。貴重な事例を快く提供して下さった先生方と，コメントをお願いした先生方には，心ならずも多大なご迷惑をおかけしました。深くお詫びいたします。同時に，本書にご協力をいただきましたことに改めてお礼を申し上げます。また，岩崎学術出版社の瀬戸口律子さんと西田信策さんには，本当に長い間ご面倒をおかけいたしました。遅々として進まない編集に忍耐強くおつきあいいただきましたことに，心からお詫び申し上げますと共に，感謝申し上げます。ありがとうございました。

1999年11月

中村　留貴子

も く じ

刊行にあたって

序　文 …………………………………………………………………………5
　　●中村　留貴子

① 思春期青年期少女における逸脱行動と立ち直りへの援助
　　…………………………………………………………………………………11
　　●生島　　浩・磯網　正子
　　コメント１　●大山　みち子 ……………………………………………29
　　コメント１を読んで ………………………………………………………36

② 思春期とアイデンティティ ………………………………………………39
　　──母親からの分離をめぐって──
　　●笠井　さつき
　　コメント２　●中村　留貴子 ……………………………………………53
　　コメント２を読んで ………………………………………………………59

③ あるべき娘像に縛られていた一人っ子Ａ子との面接 …………61
　　●滝村　裕子
　　コメント３　●滝口　俊子 ………………………………………………77
　　コメント３を読んで ………………………………………………………81

④ 思春期拒食症 …………………………………………………………………83
　　●大林　　純
　　コメント４　●深津　千賀子 ……………………………………………104
　　コメント４を読んで ………………………………………………………114

5　不登校を呈した思春期少女の内的世界 ……………………… 117
　　──"心の物語"としての面接過程──
　●讃岐　真佐子
　　コメント5　●小倉　　清 …………………………………… 135
　　コメント5を読んで ………………………………………… 139
あとがき ……………………………………………………………… 141
　●小倉　　清

1

思春期青年期少女における
逸脱行動と立ち直りへの援助

生島　浩・磯網　正子

I　はじめに

　筆者らは，国の犯罪・非行に関わる社会内処遇である保護観察に携わる保護観察官として，家庭裁判所で保護観察処分に付された，あるいは少年院から仮退院となった非行少年とその家族等に対し，非行からの立ち直りを目的とする心理的・社会的援助に従事している。

　取り上げる事例は，中学2年時からシンナー乱用等の非行化が始まり，わずか3年ほどの間に保護観察処分を受け，さらには少年院に2回収容された女子非行の一例である。保護観察や少年院送致になるのは，家庭裁判所に事件が送られた非行少年の1割にも満たない非行性の進んだ者であり，本事例も極めて深刻なものである。しかしながら，けっしてレア・ケースという訳ではなく，女子非行の典型的な特徴をほとんどすべて含んでいるものである。

　非行の要因はさまざまであり，女子特有の非行原因があるとは思われないが，非行化の深まりについては明らかな性差が認めれる。「女子非行」の特徴は，一つは，短期間のうちに一気に非行が深化することであり，二つ目には，"性"がこの急速な非行の深まりと密接に結び付いていることである[2]。

　非行少女と性との関わりは，われわれの臨床経験では，従来流布されてき

た「男に騙された愚かな女性」とも、最近の「"援助交際"でおやじを手玉にとるコギャル」とも実相は異なるものである。非行体験の中で強姦や乱交などの荒れた性経験を経て、予期しない妊娠、中絶を繰り返しながら、心身共に傷つき、女性として否定的な自己イメージを固めてしまう事例が見られる。その一方で、第三者から見れば決して順調とは思われない過去を後悔することなく、不思議なほど楽観的に「平凡な家庭を持ち、普通の生活を送る」ことを夢見る少女が非行少女の中核部分を占めるのではないだろうか。

悩みを抱えるまでに成長していないのか、そのため深刻さも一見感じられない少女の衝動的で激しい行動化に、処遇者は振り回されるのが通例である。治療的動機付けはなく、度重なる無断外泊・家出のため継続的な援助関係を結ぶことも、極めて困難である場合が多い。われわれの関わりは、構造化された心理療法とはなり得ない場合が少なくないが、本人の加齢による落ち着きに助けられながら、家族の力添えを得て非行からの立ち直りの手だてを模索することであり、その一端を紹介したい[6]。

　　＊なお、記述にあたっては面接所見に加え、生育歴等については関係機関の記録なども参照したが、秘密性の保持のために必要な改変を行っている。

II　事例の概要

A子。17歳時覚せい剤取締法違反により2度目の少年院送致となる。約10カ月間矯正教育を受けた後に18歳で少年院を仮退院となり、原則として20歳になるまでの間、違法行為の禁止のほか、不良交遊をせず、真面目に働くなどの遵守すべき事項を定められ、保護観察による指導を受けることになったものである。

1. 生育歴

母は、24歳時A子を妊娠したために実父と結婚したが、その後も実父が働かないために、2歳のA子を連れて離婚した。A子が5歳時、実父は覚せい

剤中毒で死亡したが，母からは長い間交通事故死と聞かされていた。本当の死因を知らされたのは，今回の少年院入院直前である。母は実家からの援助はほとんど受けず，働きながら子どもを育てたが，A子が小学3年生になると継父が同居するようになった。A子によると，父親というよりは年の離れた兄のような感じで，比較的早くから継父になついていたという。

小学校時代のA子は，家でも学校でも冗談を言うなど明るく振る舞い，中学校入学後も，母の期待に応えようとA子なりに努力をしていたようだ。一部の学校仲間の影響も受けて，服装違反やシンナー吸引などの問題行動が始まったのは，中学2年生の時である。

後述する処遇経過からも明らかなように，性格的には，過去を振り返ったり将来を考えたりすることもせず，その時々の考えや気持ちをそのまま口にし行動することが多い。自分に都合よくものごとを解釈する傾向があり，不都合なことについては責任転嫁をしがちである。

2．家族の状況

同居家族は，実母と継父である。

母　43歳（A子の少年院仮退院時）　　無職

母は七人兄弟の第3子。実家は経済的に恵まれた方ではなく，13歳のときに養女に出されたが，まもなく養子先から逃げ帰っている。しかし，父に乱暴されるなど実家での居心地は悪かったという。18歳で就職を契機に独立し，実家とは疎遠になった。

24歳で結婚したが，実父は，商家で比較的裕福に育ったようであるが働く意欲に欠け，徹夜でマージャンをするなど賭け事ばかりしていた。母は，実父の薬物使用については，覚せい剤中毒で死亡するまで全く気付いていなかったという。

A子の誕生後は実家と交渉をもつようになったが，実家には頼りたくないという気持をもち続け，離婚後も独力でA子を育てている。

現在の母は，年齢よりは若く見えるが，陰うつで，弱々しく神経質そうな

雰囲気がある。A子を女の子らしくしつけたいという気持ちが強いのか，過干渉になりがちであり，例えば，彼女が足を開いて座ったり，お茶をこぼしたときなど，長々と怒るという。しかし，A子が欲しいというものはすぐに買い与えるなど甘い面も見られる。

継父　32歳（A子の少年院仮退院時）　工員

母とは仕事を通じて知り合った。A子の父親になろうとする気持ちはあり，A子を叱ったり，家出中は母と共にA子を探し回ったりもしている。しかし，A子が継父や母に口答えをしたときは，A子を殴ることがある。このため，A子は外泊をしたり薬物を使用している期間は継父と顔を合わせないようにしている。それ以外の時は一緒に買い物やドライブに出掛けたり，A子の方から話しかけたりもしている。

母と継父は入籍していないが，A子は結婚して欲しいと思う反面，継父を父親とは思えないという気持ちも抱いているようで，継父を「お兄ちゃん」と呼んでいる。

3．問題行動歴

中学2年生のときに不良に憧れ，派手な服装をするようになり，まもなくシンナーの吸引も始まっている。3年生に進級すると，家出，怠学，暴力団との交際，暴走行為への参加など問題行動は拡大していった。

中学卒業後は，進学せずに皮製品製造工場でアルバイトを始めたが，欠勤が多く3カ月で離職した。以後は，定職に就かず，自宅近くの友人とシンナーを吸引したり無断外泊を重ねる生活が続いた。

翌年の3月にはシンナー吸引により補導され，少年鑑別所に入所した。そして，家庭裁判所での審判の結果，16歳で保護観察処分となり帰宅した。処分後も，シンナー吸引と家出を繰り返した後，工員と同棲するなど生活は常に不安定であり，今後も再非行を重ねる可能性が高く，不純異性交遊などA子の徳性（少年法にある用語）を害するおそれもあったため，保護観察開始から5カ月目に少年院へ収容する措置がとられた。

約6カ月間の矯正教育を終え，Ａ子は17歳で少年院を仮退院となり自宅に帰った。しかし，就職はせず，2カ月目にはシンナー吸引と無断外泊が再開した。また，暴力団組員を含む不特定多数の男性と交際し，やがて，暴力団事務所にも出入りして，覚せい剤の使用が始まった。

　仮退院後6カ月目に，友人の部屋で一人でシンナーを吸引中に自殺未遂を図って入院し，2週間余りで退院し自宅に帰ったが，覚せい剤を求めてすぐに家出をした。1日に数回も覚せい剤を乱用して帰宅直後に倒れ，前述のように17歳で2度目の少年院送致となったものである。

Ⅲ　処遇の経過

　前述のように，保護観察による関わりは，Ａ子が16歳時に家庭裁判所で保護観察処分に付された時から始まっているが，本稿では，筆者（磯網）が担当者となった2回目の少年院から仮退院した後の処遇経過を中心に報告する。

　なお，担当者による面接は，原則として月2回とし，保護観察所への来所を求め実施した。

第1期　再燃した問題行動への対応［仮退院（Ｘ年6月）～4カ月目まで］

　少年院を仮退院した当日，出迎えに行った母と継父と共に保護観察所に出頭したＡ子は，覚せい剤乱用によりやせ細った体からすっかり回復しており，担当者には健康そうに見受けられた。また，母との関係については，少年院での面会の時にＡ子が「お母さんはうるさい」と訴えたことや，仮退院直前に母からＡ子とうまくやれるか心配だとの電話を受けたことから，お互いに拒否感情が強いのではないかと想像していたが，同席面接をしてみると，仲のよい母子という印象を受けた。しかし，Ａ子に具体的な生活計画がなく就職する意思が乏しいことや，今後Ａ子をしっかり監督しようと意気込んで仕事を辞めた母と一日中顔を合わせるようになることに，担当者として不安を感じた。

A子はX年7月に入ると居酒屋でアルバイトを始めたが，自分勝手な経営者が嫌だと言って数日で辞めてしまった。A子は面接時，「女の子らしくしろと母にうるさく言われるため，母とけんかをしそうになる」「継父は本当の父ではない。少年院に入る前に自殺未遂をしたのは，実父のところへ行きたかったから。母は実父への思いを断ち切れと言うが，私はまだ思いを断ち切れない」「家で息が抜けないので逃げたい。住込み就職をしようと思うのだが自信がない」などと訴えた。そこからは，家から出たいと思う一方で具体的な生活手段がなくためらっている気持ちや，実父も含めた家族に対する気持ちの整理がついていない様子がうかがえた。そこで，面接の目標の一つとして，心理的に身動きがとれないA子の感情の整理を行っていくことに本人は了解したが，母との同席面接については気乗りがしないようであった。

　7月下旬，同道した継父との同席面接。A子は，働く自信がなく親には仕事に行ったふりをして男友達と遊んだこと，自分の本当にやりたいことがまだ分からないこと，いらいらして母を殴りたいことなど，不安定な状況を訴えた。継父は，A子のわがままな振る舞いを指摘するのみで，A子の心情について理解するまでには及ばないようであった。

　X年8月上旬，母から担当者に「A子の外泊が多く，世間体や継父との再婚を考えるとA子を突き放したい」との電話があったので，「A子にとって今が大切な時期であり，突き放さずに心配していることを彼女に母から伝えるように」と助言をした。数日後，帰宅したA子から「お母さんが怒らず話をしてくれたのが嬉しかった」と電話が入り，担当者がホッとしたその日に，A子は近所に住む妻子ある20歳の男性Bと家を出てしまった。Bは，暴力事件を起こし保護観察を受けており，薬物使用歴や暴力団との交際もあった。また，彼自身仕事を転々としており，当時は飲食店に就職したばかりであった。担当者は，A子の行動の変化の速さに愕然とし，今後の対応の難しさを痛感した。

　この頃から母は，A子の友人に頻繁に連絡を取りA子やBの情報を収集し，Bの悪い評判を聞くにつれ不安を強めていった。A子のことで母と継父との

間はぎくしゃくし，親兄弟にも相談できない母の孤立と混乱が目立つようになり，担当者は母の心理的な援助にも配慮することにした。

　結局，A子はすぐに帰宅したが，以後Bとの無断外泊を繰り返すようになった。母からは，「どうしていいのか分からない」「疲れた，私が家を出て行きたい」「A子を追い出したいが，気持ちの整理がつかない」「夫（継父）が出て行ってしまうのが怖い」と連日，時には1日に数回も担当者に電話が入った。担当者は，A子の行動にささいな変化がある度に報告をしてくる母の不安は理解しながらも苛立ちを感じ，母に巻き込まれかけているとも考え，長々と母の話を聞かないことで，意識的に母との距離をとろうとした。

　8月下旬，A子がBと結婚すると言い出したことで，母が担当者に相談に来た。母は，A子のシンナー吸引，継父との夫婦関係上の軋轢，そしてBの子どものことまでも心配し混乱している様子だったので，担当者は母が行うことの優先順位をつけるよう助言し，A子の体の治療を第一とし，薬物依存の治療を行う精神病院を紹介した。

　母の相談直後に，A子はBが妻と復縁したからと，Bの友人で家出中のC子と帰宅した。母はC子の家出の責任を問われないかと尋ねてきたが，担当者は母にA子のこと以外では責任を問われないと伝えた。数日後，母と継父はA子の薬物濫用の後遺症を心配して，上記の精神病院を受診させたが，治療の意思が乏しいことを理由に肝機能等の検査のみで帰宅した。まもなく，A子はBとの交際を再開し，Bは離婚した。

　8月末，子どもを連れたBと同席面接をした。A子は，母が担当者に訴えた様子よりも健康そうで，「親を捨ててでもBと一緒になりたい。母には子離れして欲しい」とはっきりとした口調で自己主張をし，子育ての意思もあるように見えた。担当者は，今までの経過からBとの関係は長続きしないだろうと判断したが，この段階で厳に反対するのは逆効果と考え，親を頼らずに二人で責任をもって行動するようにと，A子の決意を尊重する方向で指導した。

　その頃，母はA子の友人からA子が覚せい剤を使用しているらしいと聞き

つけて、「A子に恐怖を感じているので連れ戻せない。何と声をかけてよいのか分からない。少年院に入れて欲しい」と担当者に訴えてきた。

　A子は、X年9月以降もBのもとへの外泊を繰り返しており、母は連日、担当者に電話でA子の様子を逐一報告してきた。その一方で、母と継父は、A子が帰宅すると三人で車で食事に出掛け、その帰途にA子に言われるままBの家の近くでA子を降ろしたりしていた。また、母はA子を連れ出しに来たBに「暴力だけは振るわないで」と言うだけで拒絶はせず、担当者から見れば母も継父も二人の交際を認めるような行動をとっていた。担当者は、このような母の気持ちと行動の矛盾について直面化を図ることにした。

　9月中旬に、A子は、金属加工工場に就職したBと同棲生活を始めた。そこを訪ねた母は、担当者に、A子を捨てたと電話をしてきたが、数日後には服が欲しいというA子の依頼に応じていた。そのA子も、Bとの生活からわずか10日余りで突然帰宅し、今度はアパートの隣室に住む電気工のDが好きだと母に告白した。当初、母はBよりもDの方がましだと交際を認めたが、やがてDが真面目に働かないという風評を聞き、交際するなら出て行けとA子に迫り、A子は家を出ることになる。その後、再びBとの関係が復活し、A子はBと行動を共にするようになっていった。

第2期　本人の帰宅に備えての家族援助［仮退院5カ月目から7カ月目］
　A子がBと共に去ってからの母は、「居場所が分かりさえすれば安心する。連れ戻してもまたA子が出て行くだけだ。悪いことさえしなければよい」と担当者に語っていた。このような母の現状では、A子にたとえ強く帰宅を迫ったとしても、母は監督保護する意欲を失っており、母とわずかなトラブルが生じれば、再びA子が家に落ち着けず出奔することは明らかである。そこで、家出中であるA子と面接が実施できないこともあり、担当者は母との定期的な面接を行い、A子の帰宅に備えて母のサポートを行うことにした。
　X年10月上旬の母との面接では、A子が時々服を着替えにBと帰って来るというので、担当者は、母に「なぜ引き止めないのか」と尋ね、A子を真面

目にさせたいという気持ちとBとの交際を認める態度という，母の矛盾に言及した。母は，「継父も頼れず，自分一人ではBの粗暴な性格を考えると何もできない」と答え，無力感を漂わせていた。担当者は，Bの暴力を恐れるのは仕方がないと感じたが，あまりに弱々しい母を目前にし，母がA子に強く出られない理由については，尋ねることができなかった。

　母一人がすべてを抱え込むという状況を改善するため，10月中旬の母との面接では，実家に相談し協力を得ることはできないのかと問い掛けた。母は実家は頼りにならないうえ，A子の薬物使用については知られたくないと，相談の意思のないことをはっきり口にした。そして，「親や兄弟から自分の結婚の時は何一つしてもらえなかったので，A子の結婚にはちゃんと準備をしてやりたい」と，母自身の結婚にも言及した。

　10月末の面接では，母がA子の薬物使用に関する不安を強く訴えた。

　担当者「A子が実父のようになったら困ると，心配しているのですか？」

　母「父親のクスリのことは全く気がつきませんでした。そうではなくて，A子には，実父のような人とだけは結婚して欲しくないんです」。

　担当者「お母さん自身の結婚を思いやって，いい相手と結婚してもらいたい，結婚させたいと思っているんですね」

　母「A子には幸せな結婚をしてもらいたい。Dと付き合っていた時のA子は，料理をするなど落ち着いていた。家庭的な面もあるので，よい相手が見付かればと思っている。でも，親として認められる相手がいないんです」。

　担当者は，実父の薬物使用を当時は知らなかった，という発言には疑問を抱いたが，自分は何も知らなかったので落ち度がない，自分はしっかりした人間であると思いたいという母のプライドらしきものを感じた。それゆえ母は実家に頼らないのだろうと推量した。また，結婚に関する満たされなかった思いや実家への不満を，A子の結婚を通じて満たそうとしているのではないかという印象を受けた。

　X年11月中旬の面接は，継父が母に同席した。A子がBと別れたいと帰宅し，Bからの電話にも出なかったのだが，なぜか翌日訪ねて来たBと出て行っ

てしまったと報告があった。この日の面接は継父同席のためか，法的な措置に話が集中した。母と継父が少年院への再収容を要求してきたので，現段階で少年院に入院させても，前2回の少年院収容と同様，A子の失敗体験を増やすだけで，A子の内省は深まらず成長にはつながらないであろうと，担当者の意見を伝えた。そして，A子の不安定な行動の背景には，実父のことを含めた心のわだかまりがあると思われるので，さらに保護観察への協力を求めた。

11月下旬，やっと連絡がとれたA子とBに面接した。A子は交通違反は行ったものの，シンナーも覚せい剤もやめ，人材派遣の仕事をしているので一人前にやれると主張した。しかし，その一方で「免許証の更新の件をお母さんに担当者から頼んで欲しい」と母や担当者が，当然自分のために行動するだろうという態度を見せた。そこで，「一人前にやれるというのなら母に自分で連絡するか，それが嫌なら免許証を無駄にするかどちらかだろう」と本人の"一人前"という言葉を取り上げ，言行の一致を迫った。

11月末，Bは交通事故を起こし入院した。A子が母に連絡したため，母はBの入院先にA子を訪ねたが，「お母さんも自由が欲しい」とA子に告げ，まもなくA子に内緒で転居した。しかし，その後も母と継父は数回病院を訪ねており，A子に対する発言と実際の行動は矛盾していた。また，この頃になって初めて，母は，実家にA子のこれまでの薬物使用など問題行動を打ち明けている。

X年12月初め，Bが無断で退院した。母と継父はA子とBの居場所を突きとめたが，家の外から様子を窺うだけで帰って来ている。連れて帰りたいが，今後のことに自信がないというのがその理由だった。12月上旬，母は体調を崩し面接に来所しなかったが，あれこれ考えないでいいからと，皿洗いの仕事に就いたとの報告があった。

12月下旬，母と今後の方針について面接をした。母は継父との相談の結果，少年院への収容ではなく，心と体の治療を望んでいると述べた。「A子は過去の経験からすると年末には帰って来ると思うが，今回は帰ってきても同居

する自信がない。A子と一緒では，私がもたないので，別の所で生活させた方がいいと思う。私自身のことも考えたい」と率直な気持ちを語った。母は「自信がない」と述べたが，担当者から見れば，かつてのような弱々しさは感じられず，A子のことばかり考えA子と共に揺れていた状態から，母自身の人生を見つめ直すという方向に変化してきているようだった。担当者は，母の考えを支持し，A子が帰宅した場合は，A子が生活を立て直そうという気持ちをもつように働き掛けた。また，体の治療の動機付けを図り，A子の生活の場については，住込み就職も含めて検討することにした。

第3期 家族との新たな折り合いを図るための援助〔仮退院8カ月目から14カ月目〕

X+1年1月上旬，A子からの求めで，A子，母，継父との同席面接を実施した。A子は，Bの両親と同居していたが，金も自由もなくBから殴られるのが嫌で逃げてきたという。そして，Bと一緒では，「車や服など好きなものを買い，一緒に食事をしたり初詣でをするなど，普通に母や継父と付き合う」という自分の夢がかなわないので，母方の親戚の家に移って生活をやり直したいと述べた。また，「子どもを育ててみて，お母さんの苦労が初めて分かった。Bの子どもとの思い出は楽しかった」「今まで，男の人と別れた後，その人を忘れるためにすぐ別の人と付き合った。それが失敗の原因だと思う」と母の苦労を理解したり，男性との交際の仕方を反省する言葉が聞かれた。母は，「A子に不安を感じているので，自分の住所は教えるわけにはいかない」と述べていたが，以前に比べるとA子に振り回されることなく距離を置き，どっしりと構えているように見受けられた。

担当者は，A子の帰宅の理由が，自分が自由になりたいためで，家出や薬物使用についてはあまり反省していないような態度に，今後に対する不安を感じた。しかし，Bと別れやり直す気持ちは十分感じられたので，これまでの行状は，少年院に戻されても仕方ないものであること，今後家出や薬物使用の禁止などの遵守事項に違反することがあった場合には，速やかに少年院

送致の措置をとることなど，A子の置かれている状況と保護観察の枠組みを改めて示したうえで，親戚の家での生活を許可し，今後も担当者との月2回の面接を再確認して帰宅させた。

1月中旬，A子，母，継父と同席面接をした。A子は親戚で家事を手伝いながら落ち着いた生活をしているようだった。Bへの今後の対応について話し合い，継父がBに対して「A子が別れたい」と伝えることに決まった。また，A子が「遊びたいから今までいろいろな男と付き合った。お母さんは分かっていると思うが，Bに会いたい気持ちは今もある。でも，自分の夢がかなわなくなるので会わない」と打ち明けたのに対し，母は「A子がBのもとに戻っても私は構わない。A子がどうなろうと戻った後のことは関係ない」と応答した。担当者は，A子と母が，互いに率直に気持ちを語れるようになったのは評価できるものの，母の淡々とした態度に不自然さを感じた。

面接後すぐに継父はBの家族にA子の意思を伝えたが，BはA子との復縁を望んでいた。そこで，母と継父はそれぞれ「A子に動揺を与えたくないので，面接ではBの話をしないで欲しい。担当者の力でA子とBを別れさせて欲しい」と依頼してきた。担当者は，親としての心情には理解を示したうえで，親の役割の代役は断り，Bの件も含め過去の男性との交際の仕方について面接で取り上げることが，A子の異性関係の指導には必要であると伝えた。

X+1年2月上旬，母は特に話すことがないからと来所せず，A子と継父のみの同席面接となった。A子からは，「居酒屋に勤め始めて金を稼ぐことの大変さが分かった，給料で母と継父にプレゼントするつもりだ」と述べた。また，A子は継父のおかげで今きちんとやれており，継父を本当の父だと思っていると語り，それを継父は静かに傍らで聞いていたのが印象的であった。

X+1年3月上旬，A子と継父との同席面接において，A子から「親戚のもとでは生活費を入れるのが惜しいし気も遣うので，母のもとで生活したい」との申し出があった。また，先月からA子の就職先で知り合い交際している23歳の建設作業員のEと気を遣わずに会いたいというのも大きな理由だった。A子が「親はEとの外泊を認めてくれている」と発言したのに対し，継父は

「泊まっていいとは言っていない。Eが親と同居しているといっても心配だ」と父親らしい態度を示した。継父からも帰宅の申し出があったので，親元での生活において今後予想される問題について話し合った。しかし，A子は「自分がちゃんとやれば大丈夫。自分がよくなることが親の幸せである」と言うばかりであり，担当者は，外泊等最低限の生活のルールについて家族で相談しておくよう指示し，親元での生活を認めた。

　3月下旬のA子，母，継父との同席面接において，母は「親戚からはA子が家事をしないと苦情を言われるが，私は薬物を止め悪いことをしないのが一番だと思っている」と自分の考えを述べた。親との同居のルールについては，週1，2回は勤務後，親が認めた相手と遊んでよい，家事はしなくてもよいことに決めたという。また，5月からはEと二人で住む予定で，母も賛成しているという。「娘は男性関係で失敗を繰り返している」と嘆きながら，A子の同棲をすぐ認める母の態度に，担当者は不可解さとともに，A子に幸せな結婚をさせたいという母の思いの強さを感じた。

　6月上旬，A子は担当者に無断で親元近くのアパートで，Eとの同棲生活を始めた。

　X＋1年9月，保護観察の法定期限である20歳直前の面接で，A子は「親に自分の気持ちを努力して伝えられるようになったし，自分の非を認められるようになった。少しずつ自分を変えたい」と語った。保護観察が終了して1年経過しているが，再犯を起こすことなく生活している。

IV　考　　察

1．処遇経過の検討

　同じ問題行動でも，非行の場合は，少年自身の問題性に加え，薬物濫用・性非行・無断外泊など，どれをとっても交友関係の影響があまりに大きい点が特徴的である。さらには，処遇経過が，不登校などではとじこもりの《静の状態》から再登校の《動の状態》へ変化するのに対し，非行では，動き回っ

ていた《動の状態》から落ち着きを取り戻す《静の状態》に徐々に転じるという正反対の道筋をたどることに大きな相違がある[1]。そのために，非行の処遇経過は，往々にして，治療的介入とその効果の直接的な関連性を見いだすことが困難であり，「いつのまにか，何となく，年齢とともに落ち着いてきた」というようなストーリーに陥りやすく，本事例も例外ではない。

　この点を踏まえた上で，次に各期ごとに処遇経過を検討してみたい。

　第1期は，少年院を仮退院してわずか1カ月もたたないうちに，入院前と全く同様の問題行動が再燃している。担当者は，A子の行動の後追いに手一杯の状況で振り回されており，本人の"自立"願望や実父に対する思いの整理など少年・家族の心理的援助の必要性に気付きながらも，手つかずのままとなっている。

　自立の問題については，非行臨床でしばしば経験されるが，本人に心理的な親離れも，具体的な生活手段もないままに，家出・同棲という形が先行し，これに，本人の行状に疲れ果てた親の"突き放し"や家庭環境の不良を理由とした処遇者側の"こんな親のもとにいるよりはまし"とする働きかけが加わり，自立にはつながらない形式的な"家離れ"が進行してしまう場合が多い。本事例では，母子関係に多くの問題が認められたが，「早急な母子分離は，母と本人双方をより不安定なものにする」という基本方針を堅持するように努めた。

　また，実父に関しては，母・本人共に喪失体験を内省し，それを整理していく作業が必要と思われるが，度重なる家出のため安定した治療関係が設定できなかったことと，継父の協力を得るため面接への同席を担当者が求めたこともあって実現されていない。

　第2期は，一人でA子の問題を抱え，無力感を訴える母親を心理的に支えるため，継父や母の実家の支援を得られないか模索している時期である。非行臨床では，本人の問題行動が深刻化するなかで，親との関わりが「施設に入れて欲しい」といった対策協議的なものになりがちであるが，これを契機として，両親との面接を設定し，家族療法的アプローチが可能となる場合が

多い[5]。こうして，母は，初めて実家にA子の実情を話し，自ら職にも就き，「A子のことばかりでなく，私自身のことも考えたい」と子どもと一定の距離を保つ姿勢を示し始めている。母子間の距離といえば，〈お互いの手がかりを残して行方をくらます〉のが本事例の特徴であり，担当者は，前述の方針のもと，この依存と自立の狭間を揺れ動く両者の隔たりに無理な介入は行わず，これを尊重するよう心掛けた。

　また，娘の「幸せな結婚」を切望しながら，「親として認められる相手がいない」という母の嘆きは，かつて母自身に向けられた彼女の親のそれと同じものであろう。そのために実家との折り合いも不良であり，母は，自分の結婚に満たされなかったものをA子の結婚に託そうとしてさらに空回りしているように見える。担当者は，母の落ち度を責めたくないとの配慮から，夫の薬物使用は気付かなかった，という母の否認を取り上げていない。母―娘二世代にわたって繰り返される薬物濫用問題を，母子同席面接のなかで直面化する取り組みが考えられてよかったと思われる。

　第3期は，「普通の生活を送るという自分の夢がかなえられない」と保護観察中の男性との関係を解消し，建設作業員の男性とのより安定した生活を始めることで，A子の行状もまた小康状態に移行している。その要因として，男性の連れ子との関わりや母方親戚のもとでの家事手伝いの経験など女性性・母性性が養われたことのほか，家族援助による母親の心情安定や継父の保護能力の向上，そして，適当な母子間の距離が保たれるようになったことが影響しているものと思われる。

2．衝動的行為について

　本例は，薬物濫用や奔放な異性経験などの複数の衝動行為が併存する多衝動的行為（multi-impulsive behavior）が特徴的である。その精神力動について対象関係論からみると，衝動的行為は，強迫神経症よりも未熟な発達段階で獲得した抑うつに対する防衛とも理解できるものである[7]。そうであれば，治療論から言えば，実父の喪失や母からの見捨てられ体験でも味わうこ

とがなかった抑うつを体験できるまでに人格の発達を促す働きかけが不可欠となるであろう。しかし，現在の少年院における矯正教育は，期間も5カ月～10カ月前後と短く，職業教育や社会適応訓練などに忙しいのが実状であり，自己の内面を見つめ，落ち込むことが許される処遇プログラムとはいえない。ましてや，社会内処遇システムである保護観察では，抑うつを体験させ，そこから立ち上がってくるのを，治療者が長期間支え続ける治療構造にはない。

3．女子非行における女性性

女子非行では，母－娘葛藤が少なからず見いだされるが，母親へのネガティブな感情は，少女の「女性性」あるいは「母性性」の形成に不良な影響を与えることは，しばしば指摘されるところである。娘と母親の双方の異性関係が絡み合い，ときに同性としての競争関係に陥る事例も経験される[2]。また，少女自身が，母親の二の舞を演じていることが多く，本事例では母親の原家族との関わりがつまびらかではないが，マザーレス・マザーであった母が育てた娘の女性性に歪みが見られる"世代を超えた連鎖"を読みとることができる。

少なくとも彼女たちの思い描く夢は，現実検討に乏しい「平凡で幸せな結婚」であり，これを希求する姿勢は，見事に母から娘へ引き継がれている。今なおわれわれが接する非行少女の「女性性」は，時代の先端をいく非行少女のイメージとは異なり，あくまで伝統的・旧守的なものに止まっていることが指摘できるであろう。

従来から「結婚」が，少女非行から女性犯罪者への連続性を絶つ大きな抑止力となってきているが，女性をめぐる社会の激しい変動にかかわらず，実務経験では今も大きな事情の変化はない。彼女らが，「幸せな家庭」にしか未来展望がもてないのは，その家庭や学業上のハンディキャップのためであり，結婚にこだわることなく"今，ここで"の生活を楽しもうとする同世代の少女たちとの落差は，決して縮まっていない。

V　おわりに

　編集者から当初与えられたテーマは,「思春期青年期女子の逸脱行動と女性性の発達」に関するものであった。しかしながら,「女性性」が意味するものも, フェミニズム (feminism), 性差 (gender), 自己同一性 (self-identity) のなどの側面があり, 時代の変遷のなかで概念が大きく変転している[8]。

　ところで, 犯罪学においても, 犯罪行為者に着目し,「男に騙され, 愚かな女の性（さが）がさせた犯罪」といったニュアンスも感じられる「女性犯罪」という言葉を避け, 犯罪行為に着目したよりニュートラルな「女子犯罪」という語を用いて, 成人犯罪・少年非行全体を表すようになってきている[4]。

　確かに「女性性」という言葉は多義的であるが, 犯罪・非行の原因と対応を考える上で性差を無視することはできない。例えば, 性的成熟を迎えることで, 男子は自己の男性性を積極的に呈示していくのと対照的に, 女子は自己の女性性を消極的にしか受容できず, そこには女子の成熟への不安や抵抗がうかがわれ, 女子にとって思春期は男子よりもストレスフルな時期であるといわれる[3]。このような時期に多発する女子非行の立ち直りに「女性性」の在り様が強い関連をもつことは間違いなく, その発達を助ける有用な援助方法に関する言及は, われわれの今後の課題としたい。

参考文献

1) 団士郎・柴田長生・川崎二三彦・早樫一男・川畑隆 (1993) 非行と家族療法　ミネルヴァ書房
2) 三浦正子 (1991) 女子非行の深まり（実践・問題行動教育体系15)　開隆堂　22-35
3) 中田洋二郎・向井隆代 (1996) 現代における10代の精神的性の発達　精神保健研究　42 ; 3-12
4) 中谷瑾子・後藤弘子 (1994) 女性犯罪　犯罪と非行　100 ; 169-191
5) 生島浩 (1991)「虞犯」少女の家族療法（家族に学ぶ家族療法)　金剛出版　195-

214
6) 生島浩（1993）非行少年への対応と援助　金剛出版
7) 牛島定信・小野和哉（1996）攻撃的衝動行為の精神病理　精神科治療学　9 ; 903-910
8) 油井邦雄編（1995）女性性の病理と変容　新興医学出版社

コメント1　振り回されながらつきあう

　　　　　　　　　　　　　　　　　　　　　　大山　みち子

　思春期青年期の事例を研究するこのシリーズにおいて，女性の例を考える上で，非行の事例を取り挙げることは重要であると思う。また思春期青年期におけるさまざまな行動化の中でも，非行は重要な位置を占めているといえよう。

　さらに，ここで事例提供者が紹介してくれているように，ことに女性の場合，男性よりも短期間に「深刻化（事例提供者と評者とはイメージが異なるかもしれない）」していくことが多いのは，非行の事例に日常触れる者は共通して感じていることであろう。評者も，かつて少年非行の鑑別を主な業務にしていたことがあり，少なくとも少年鑑別所入所にまで至った者の場合には，その傾向が見てとれた。

　したがって，非行と女性であることとの相互の関連には，考えるべきものが多いが，この背景にあるものは，単なる生物的性差ではないだろう。というのは，非行に至る過程で，女性としての位置や役割がさまざまな要因として働くこと，保護処分を受けるまでの過程で，社会的に女性であることはさまざまな位置付けをなされることなどがうかがわれるからである。

　今後社会の潮流に応じて，非行と女性との関連性も変化していくと思われ，また女性がかつて期待されたさまざまなステレオタイプな役割は，すでに大きく変化している。しかし，そうした新たな役割になじまない「古風」なタイプの人々は，非行の事例の中にはしばしば見受けられる。

　今回の事例もまた，そうした「女子少年」の一人といってよいだろう。対人関係や生活を安定させようとする工夫の部分もあろうが，結婚という形を選ぶなど，処遇する側（の文化）にとっては危なっかしい決断をする。その見通しの甘さについては，現実的にいくらでも指摘できようが，それでも本

人にとっては，その時点での切実な願いであり決断であろう。

また本人ばかりではなく，両親をはじめとした彼女の身近な人々も，結婚・就職などの人生の岐路においては，処遇する側（提供者）にとってはなじまないかもしれないが，彼らなりの文化や事情で行動していることがうかがわれる。彼女の適応への試みの背景には，こうした歴史や文化があることについて，われわれは軽んずることなく，これを念頭に置くことが必要だろう。こうした文化・事情をある程度は尊重することで，家族と協力しやすくなると思われるし，実際に家族との同席面接を取り入れていることなどから，提供者はそうした態度を持ち合わせていたものと察している。また，こうした少年の場合，保護者に配慮し協力関係を保つのが大切なことは当然であろうが，現実に心がけて行うのは容易でなかったろうと思われ，敬意を表したい。

さて，論文の内容について評者なりに申し上げる。

まず，前述のように「女子少年の非行」には考えるべき点は多いものの，今回の事例を理解する上で，「女性」の面に重点を置いて分析する必然性があまり見て取れなかったのだが，あえてこの事例を今回挙げたのはなぜだろうか。「この」事例自体の理解に役だっているだろうか。考察でも「マザーレスマザー」などの用語を駆使して女性性について言及しているが，思い入れが強い印象で理解しにくかった。

いずれにせよ事例提供にあたっては，たとえば女性性を云々する以前に，まず，もっと客観的に事例を伝えてもらいたい。処遇の労は感じ取れるが，総じて情報として未整理で，事例として見えにくい。せっかくの経過の長い事例なので，もう少し理解できたなら，提供者の処遇上の苦労や工夫の意味合いが多面的に見えてきたであろう。また処遇の効果についても，これらを抜きにしては考えにくいので，残念である。

今回の保護観察以前の記述は，提供者が直接関わったのでないことと冗長さを避けるため，簡略にしたと思われるが，やはり提供者なりの，改めての評価・まとめを伝えてほしい。また，提供者が関わっていない以上，今回の保護観察以外の部分の情報については距離をおいて扱うことが必要であろう。

□1 思春期青年期少女における逸脱行動と立ち直りへの援助　31

提供者のみたことと，それ以外の者の評価が混交されているのは，事例を理解する上で問題がある。

たしかに，保護矯正の機関として，他に対して統一された見解を述べるべき場合もあろう。しかし，事例を理解する場合には，たとえば，その中でもどのような枠組みで，まただれがした評価・情報であるか区別する習慣はきわめて重要であろう。すなわち，処遇を引き継ぐ者は，それまでの「見立て」をどうとらえ直すかが問われるのであり，それが今回の保護観察を始める上での仕事の一つであると考える。

具体的にはここで報告されている，本人および家族の性格や生育歴は，おそらくそれまでの家庭裁判所の調査記録や少年鑑別所での鑑別結果通知書，少年院での教育の記録などが取り込まれていると思われる。それらを取り入れること自体は，通常の業務としては当然だが，自分の事例として取り扱う上では，それを処遇者自身としてはどのようにとらえるか意識してほしい。それまでの査定と今ここに登場する少年との一致あるいは相違は，重要な情報である。信頼性が高い情報であっても，もし自分の調査でないのなら，自明のものとして受けとっているような記述は避け，「それまでの資料によれば」といった但し書きをすることは報告する上で必要であろう。

たとえば，「母は……A子を女の子らしくしつけたいという気持ちが強く過干渉になりがちである」「性格的には……責任転嫁をしがちである」などの文章については，だれがいつだれに語った（検査した？）ことから，だれが判断した所見なのか，分からないにもかかわらず断言調であるので，唐突の感がある。また，提供者が直接面識のない実父の行動について，「賭け事ばかりしていた」と断定的に述べているが，これを単なる事実の記録として記すことは適当でない。なぜなら，だれがだれにそれを語るかで，現れる意味合いが全く異なり，まさにそれが家族の力動や処遇者との関係性に直結することであるから，読んでいて評者は困惑した。

これらは，単なる表現の問題ではなく，実践上の理解や距離の取り方の問題として重要であると思うので，あえて指摘したい。このほかに挙げると，

たとえば「徳性を妨げる」と言う言葉は、「ぐ犯」で観護措置をする場合の、ごく日常的で法的な用語である。しかし、あくまで書類上の約束の言葉であり、言葉の意味から少年を理解するのは難しい。少なくとも、生きたやりとりの記述と同列の情報として扱えるものではないだろう。印象・伝聞などを区別し整理することで情報としての精度が随分違ってくるはずである。

こうしたこともあってか、それぞれの人物の印象があまり鮮明に感じとれなかった。もちろん、「公刊されるケース研究」という制約が最も大きく作用しているのだろう。しかし矯正・保護の分野の強みとして、異なった病院に移れば記録がとぎれる現在の医学的なシステムに比べ、それまでの処遇を全体としてつかむことができる点が挙げられるので、いっそう惜しまれる。

さて、非行・犯罪の処遇の実務では、強制力が強い一方で、本人の意志による協力関係に期待するのは難しく、処遇する者も家族も振り回される感を抱きやすいかもしれない。

しかし、彼女たちの生活事情をかえりみれば、大きな目標を掲げて、真っ直ぐ進むよう促す処遇は、むしろ非現実的であろう。具体的な生活設計はないままに、思うようにならない現実を漕ぎ分けていく「その日暮らし」であることが、彼女たちの逃れられない現実である。われわれもまた、そうした思うようにならない現実を受け入れていくことから、処遇は始まるのだろう。実際、程度の差こそあれ、われわれ自身の生活でも「先まで考えて計画どおりに努力する生活」かどうかは、疑わしいものである。さらに、処遇する側が振り回されていると感じる背景には、相互の希望や目標がうまくかみあっていないことや、処遇する側がそれをきちんと認識していないことが考えられないだろうか。たとえば、「感情の整理」を提供者はＡ子に持ちかけ了解したとしているが、なぜ、しかもこの年齢で「整理」する必要があるのか、できそうなのかなど、評者にはあまりよく飲み込めないのだが、Ａ子はどう認識していたのだろうか。

こうした見栄えのいい言葉よりも、「とにかく覚せい剤はやらない」「外泊するなら連絡する」といった、小さな約束を守り、その場をしのぐ力をつけ

ることが，適応性を高める処遇になったと思われる。彼女自身もまた，現実に振り回されながらあれこれ模索していたのだろう。

またそうした中での，処遇する側自身の女性観・結婚観はどのようなものだったのだろうか。たとえば，彼女の異性関係を「奔放」とみることなどについては，提供者なりの文化・価値観が反映していると思われる。提供者は「治療」あるいは「心理療法」を目指しているようなので（A子たちの希望はどうだったかは疑問だが），いっそう自分自身の思い入れについては意識する必要があろう。

ちなみに，矯正教育においては，つい最近まで女性には「家庭婦人となるにふさわしい教養」として，茶道華道などがすすめられていた。もちろんそうした教養自体はすばらしいことであり意義は大きいが，男女差別を云々するまでもなく，実際には彼らの社会で，それらが重要になるような家庭に暮らすことができた者は多くはなかろう。このように，「家庭婦人」「結婚」の時代時代のステレオタイプから自由でないのは，矯正教育の枠組みも，その社会に生きるわれわれもまた，同様であると思っている。

思春期青年期の者にとって，異性との生活は夢であり現実でもある一方で，女子の非行少年たちには，夢は夢として大切に育てたり取っておく間もなく，現在の家庭から脱出する方法や妊娠を伴う現実などとして，十分な準備もないままに，待ったなしに体験される傾向がある。こうした現実を現実としてうまく語れないとき，「理想」で語る傾向は，少年の側にも，家族の側にも，あっても不思議のないことである。ことに，保護観察という権威的な枠組みでは，知らず知らずにか，あるいは知っての上か，理想や建て前を語るのは無理もない。自分たち処遇する側が，彼らの身も蓋もない現実の話にきちんとつきあえるかどうかの方が，むしろ試されているのかもしれない。彼らは彼らなりに，人には語らないままに抱えている「現実感」ないし「現実検討」がある可能性は念頭におきたい。

ところで，この少年の非行の重要なポイントに，薬物濫用がある。覚せい剤濫用が前回の少年院送致時の主な問題であったはずだが，有機溶剤や覚せ

い剤濫用の心理的依存の度合いや再発のおそれについて提供者はどう考えておられるのだろうか。今回の保護観察当初は病院を紹介もしているが，その後の経過はどうなのだろうか。少年自身にはあえて不問にし，やりとりの中心からはずしたとしても，処遇する側の戦略上，やはり中心的なものであると考える。ことにこの少年の場合は，実父の死亡に関わることであり，家族の秘密でもあったのだから，無視できない事項である。異性との関係や就職ももちろん大切であり薬物濫用とも不可分なものであろうが，やはり問題行動としての質は異なると思われる。ことに，成人が近い少年の場合，今後「犯罪」として扱われる可能性という点においても，「異性との関係」などとは同列には扱えない深刻なものであろう。

　そうした意味でも，ことに覚せい剤濫用経験者にとって，少年院送致は，重要な処遇の流れの一つであり，薬物を断ち切るための有効な切り札であると思う。たとえば医学モデルで考えた場合にも，「入院」は重要な対応の一つであって，入院が，それまでの治療の流れを「失敗」であると決めつけるものではないと思われる。評者自身鑑別担当者であった時，薬物濫用の目立つ者については，積極的に施設収容の意見を家庭裁判所に提出していたし，効果的だったと感じている。

　今回の保護観察を評価する場合も，少年院での生活によって，薬物を一定期間絶って生活を立て直したという基礎は無視できないはずである。それも含めて，これまでの2回の少年院送致を，あるかもしれなかった3回目と同様に「失敗体験」と見ることには賛成できない。少なくとも，当時の体験を，単なる失敗ではなく学んだこととして認知できるように，現在の体験をとおして導くことが，処遇の作業であると，評者は考えている。

　さらに解釈すれば，（施設の外という意味の一般）社会で処遇する側の者は，少年院や病院への入院に対して，時に処遇者の敗北感・失敗感を投影しがちで，また少年に心情的に肩入れしてがんばってしまう傾向が感じられることがある。今回は再々入院の必要があったとは必ずしも思わないが，「今回必要か」という視点で両親と話せれば，よりよかったと思う。また，その

時の両親の訴えの背景にあるはずの，疲労感や無力感を拾うことで，ずいぶんと彼らも楽になったかもしれない。しかしながら，おそらくはその頃は，処遇する側も，疲労感や無力感と闘っていた頃と察するので，他者の疲労感や無力感を，意識化させたりねぎらったりすることは困難だったろうということも感じている。

　ともあれ，構造上の必然とはいえ，少年にとって，自分が揺れ動いても関わりをやめずに付き合ってくれる人，また社会の仕組みやルールを示してくれる人は得難い存在であることは間違いない。そこで「生き残り続ける対象」は，少年の今後の生き方に大切な財産になるはずである。提供者が述べるように，彼らの行動化に「処遇者は振り回されるのが通例である」かどうかは疑問である。しかし，提供者が「後追いに手一杯の状況で振り回されて」他に心理的援助で「手つかず」の面があったのは，それはそれでよいと思うし，提供者・A子ともに，健闘しているのはうかがえる。意識して振り回されるのも一法である。

　たしかに，彼らは今後，心理面中心の援助は得られにくいかもしれない。しかし，行動化が盛んな少年への援助の場合，緊急性・必要性を考慮すれば，まずは薬物濫用などの問題行動へのテコ入れが中心となって当然である。また長い処遇経過の中で，「今回」の，しかも自分たちの援助の枠で，どのように援助するのが適当かどうかも，おのおのの回で選択すべきことであり，全体の流れの中で効果があれば十分であると思う。

コメント1を読んで

生島　浩・磯網　正子

　大山先生からなされたいくつかの指摘事項についてリコメントさせていただきたい。

　第1に，「客観的に事例を伝えてもらいたい」との指摘である。その後のコメントに，「だれがだれにそれを語るかで，現れる意味合いが全く異なり……」との主観を重視するかのような言及もあるが，要するに「情報源とその場面状況，誰の判断であるかを明らかにされたい」との指摘と受け止めた。いちいち情報源を明らかにしなかったのは，秘密性の保持への配慮もあるが，たとえ関係機関からの情報が混入していても，本稿に記載したものは，処遇者として本人・家族との関わりのなかで確認，あるいは納得できたものだけを選択したことはいうまでもない。評者も指摘するように，そうでなければ，処遇場面で活用できる情報とはならないし，例えば，母とA子との関係やA子の性格に関する記述も処遇経過から十分読み取れるものと考えている。

　第2に，「覚せい剤はやらない」「外泊するなら連絡する」といった約束事が重要であるという指摘は同感である。何より，少年院を仮退院するときに，遵守事項と呼ばれる法定された約束事が決められており，それを守らせる指導こそが，われわれ保護観察官の職務の第一のものである。これらの遵守事項を守らせるための具体的手法こそが，「感情の整理」を含めた本人および家族への社会的・心理的援助であり，本稿では，その目的から，指導経過全般ではなく，心理的援助に限定して記述したものである。

　第3に，処遇者として振り回されることの効用については違和感が大きい。例えば，本人の心情が不安定で親に反発してくるときに，あまり毅然とした，はねつけるような態度をとらずに，多少は本人と共に動揺する，すなわち"共振"することの重要性はよく理解できる。だが，本事例のように外泊を

重ね，薬物使用歴もあるような男性と交遊するといった問題が次々と顕在化する事態に処遇機関が振り回され，結果として再非行を抑止できなかったりすれば，それは社会的使命を放棄するものとなる。評者が教示するように，「その日暮らしであることは，彼女たちの逃れられない現実である」と理解し，「彼らの身も蓋もない話に付き合っていた」としても免罪符とはならないであろう。

　第4に，女子非行の処遇に当たって，処遇者自身の女性観・結婚観を吟味することは重要であるが，評者の危惧するように過剰な思い入れや押しつけになっていたとは考えていない。処遇者がA子の異性関係に介入するのは，これまでの問題行動歴から明らかなように，覚せい剤再使用の要因になり得ると認められるからに他ならない。問題は，クライエントを処遇場面からドロップさせることなく，社会常識を教え，矛盾を指摘し，直面化を図るかにある。少年が収容されている少年院，あるいは，審判前であることを圧力にできる家庭裁判所等とは異なり，処分決定後の社会内処遇を，それも治療的動機付けの乏しい対象者に実施する保護観察では，治療的・援助的に関わる場を設定すること自体が極めて難しいからである。そこで，治療的関係を継続するには，処遇者の所属する機関の法的権限に加えて，対象者とその家族が「有用である」との手応えを感じる働きかけと共に，処遇者の一定の思い入れが不可欠ではないかというのが，われわれのいつわらざる実感である。

2

思春期とアイデンティティ
――母親からの分離をめぐって――

笠井　さつき

I　はじめに

　女性にとって母親は，依存の対象であるだけでなく，思春期以降には一人の女性となっていくために同一化していく対象でもある。特に思春期の母娘関係では依存対象としての母親からの自立，すなわちブロス Blos,P.[1]の「二次的分離－個体化」過程が必要な課題ではあるものの，そこからさらに母親の中の女性性を取り入れ，同一化していくという動きも必要とされる。男子が母親から分離して父親に同一化していくのに比べると，女子の場合は母親からの分離が不十分なままに母親の女性性をそのまま取り入れていくような可能性も考えられる。その場合，母親自身の抱えてきた葛藤を，娘が自分の人生の中で繰り返していくようなことも起こるだろう。

　今回提示した症例の女性は，視線恐怖という症状を訴えることによって，「汚い自分」を見られてしまうことへの不安と，そうした自分をも受け入れてほしいという強い願望との間で揺れ動いていた。母親に対してはこうした要求をすることができずに，理想化対象に仕立て上げることで攻撃性を抑圧し，表面的には迎合しながら内的には反発を感じていた。また彼女の母親自身が女性としての同一性に迷いがあったということも，彼女が思春期に将来

の方向性を決定する時期に症状を悪化させ，病院を訪れたことと関係があったと思われる。治療は約１年間という短いものであったが，その過程の中で最終的には母親と折り合いをつけ，同一化して治療を終えるまでの彼女の心の動きが明らかになった。その中で同性である治療者や彼女の母親や妹，同性の友人たちとの関係がどのように変化したかも含めて，治療の経過を振り返って考えたい。

Ⅱ　症　　例

1．主訴および現病歴

症例は，初診時18歳の女性。音楽専門の高校に通い，主訴は「自分の目つきが悪い」「人をにらんでしまい，相手にもそれを気づかれる」という内容の視線恐怖と，混んだ電車の中などで「他人と肌が触れるとぞくぞくして，その反応が相手にも伝わってしまう」という訴えだった。自分の視線のことが初めて気になったのは小学校６年生の時で，友人から指摘されたためだったが，中学３年の頃からは自分の方が相手をにらむように感じ始めた。高校１年の時には特に自分の目つきがおかしくなっていくように感じ，「なんでこんなに目つきが悪いんだろう」と思い詰めて台所に行き衝動的に包丁を握ったこともあったが，母親の顔が浮かんできたために思いとどまったということだった。高校２年の頃からは電車内での肌の接触が気になり始めて，視線恐怖も悪化していったようだった。

高校３年の時に対人恐怖に関する本を読んで，当時私の勤務していたクリニックに彼女は自ら受診した。両親は彼女の通院を了承しながら，来院するなどして治療者と接触しようとすることは，終結まで一度もなかった。

2．生活歴

彼女は大都市近郊に家族六人で暮らしていた。両親ともに高学歴で見合い結婚，父親は商社マン，母親は音楽大学の講師という恵まれた家庭に育った。

4歳の時に妹が生まれたが，この時期は父親の仕事が忙しくて母親もイライラしていたり，近所の子どもにいじめられたりと，良い思い出がなかったようだった。この頃に近所の子どもから性的な話を聞いたりするなどの機会が多くあったと彼女は記憶している。性への関心が高まり，小学校3年の時には年下の男の子と裸でふざけているのを見つかって叱られたり，近所の子どもの胸やお尻を触って嫌がられるなどの行為が見られた。

小学校2年生頃から6年生頃まで万引きが続いたが，最初の頃は本人に悪いことであるという自覚もなかったという。母親から「万引き」という言葉を聞いてから，悪いことをしているという意識が出てきたようであった。学校の中でこの万引きのことを言いふらされてしまってから，彼女はしだいに級友に避けられるようになっていった。

母親が勉強に厳しいタイプであったため，学校の成績は小学校4年頃から上がり始めた。音楽高校に進むが，2年生の時につきあい始めた同じクラスの男の子に振り回されて，そのことがきっかけで同性の友人との間でもトラブルを招くようなこととなった。こうした人間関係のいざこざから，彼女は自分が友人達に迷惑をかけたと強い罪悪感を感じ始めていった。孤立感が高まっていったものの，同性の友人とは限られた2，3人のグループでつきあっていた。

3．治療の経過

精神療法への導入まで

某年6月に本人が一人で受診し，私が予診をとった。入室の際に緊張でこわばった表情のまま無理に笑顔を作っていた彼女の不自然さが，私には印象的だった。小柄でおかっぱ頭に制服姿という外見が幼いわりに，言葉遣いや態度は礼儀正しく，「しつけの厳しい家のお嬢さん」という印象を私は持った。初診時の診断は social phobia で，投薬はなく，心理検査と精神療法への導入という方針が立てられた。しかし検査予約日になって本人からキャンセルをしてきたり，またその2カ月後に再び本人から電話で検査をもう一度

受けたいと言ってくるなど，彼女の側にもすぐに治療を始めることへの迷いが感じられていた。ロールシャッハテストの結果からも神経症レベルであり，受験などが落ち着いてから治療を始めるようにと主治医が勧めると彼女も承知した。しかしその翌日に彼女から電話が入り，治療を開始したいと言うため，今度は私が会って話すことになった。彼女の話によると，「最初に来たときには主治医や治療者に対して警戒心が強かったが，病院に来て話をしてみると安心してしまい，来なくても大丈夫だと思ってしまう。しかし家に帰るとその気持ちが消えてしまい，やはり病院へ行かなくてはと思って連絡する」とのことだった。現実的にはこのとき通院を開始するためには彼女は学校を休む必要があったが，このことに彼女は強い抵抗を示していた。学校の先生には心配をかけたくない，学校では普通に振る舞っているという彼女の二面性を私は明確化した。すると彼女は人に心を打ち明けることの怖さや，人に裏切られたと感じたことがあるためになかなか人に飛び込めない，ここでも同じように感じているといった内容を語った。そして私は彼女にこの治療の場合，ある程度定期的に治療に通える時間をとることが必要であることを伝え，翌年3月受験終了後に治療を始めることに二人で決めた。またこのときまで精神科通院について両親に話さずに来ていたため，次回からは両親に了承をとるように勧めた。

　この段階ですでに，たとえ半年後の約束であっても彼女が精神療法を始めるため，病院を再び訪れるだろうと私が思えるだけの手応えが感じられた。それは彼女の中にすでに心の内面について話そうとする姿勢，いわゆるpsychological mindednessが感じ取られたことと，さかんに迷いつつもそうした自分の内面について話す対象を強く希求していることが，私に伝わっていたからである。

　第1期　精神療法の開始

　翌年3月に彼女の方から連絡が入り，前回の約束どおり週1回45分で精神療法を始めることとなった。このときに彼女はその年受験した音楽大学すべ

てに不合格となっており，この1年を浪人生として過ごすことが決まっていた。受験の失敗について本人は，いろいろ悩んでいたためにそれを考えていて勉強ができなかったことや，何をしたらいいのかが分からないままに大学に行くことに抵抗があったと語り，「一年考えたかった。親への反発もあった」と言った。彼女の深刻味のない様子から，「（受験に）わざと落ちたようなところもあるかもしれない」という印象を治療者は受けた。彼女のこうした態度は母親の怒りをかき立てており，私はこのことを「受験をお母さんとの喧嘩の材料にしているみたい」と直面化した。またこの時期は彼女が読んだ本の内容についてや，同性の友人をめぐっての三角関係の話，過去の人間関係での傷つきなどが主に語られていた。また人間観察に優れた友人のHさんが，彼女の認めたくない気持ちをずばずば言い当ててしまうといった経験を通して，治療者との関係が表現されていた。7回目の面接では私の「いつも本当の自分を出しては傷ついてきたんですね」という解釈に，「いつも本当の自分でいたい。本当にきれいな気持ちなら，それをそのまま出しても誰も傷つけないはず」と彼女は言っている。彼女にとって性への興味や他人への競争心や攻撃性はすべて悪いものであり，それらの気持ちをこの面接の場で吐き出して浄化しようとするものの，いつも治療者にまだ汚れている部分を見つけられてしまうと感じているようだった。このように，この時期にはすでに私との間で母親転移が働いていたと考えられる。この面接の次の回はキャンセルし，次の回には来院したものの，自分の読んだ心理学の本の内容について，一方的に話している。また9回目には電車で痴漢にあったことをきっかけに，幼い頃の性的な悪戯などの話が一気に出てきている（生活歴に記載）。そしてこのような事実を話すことへの恐怖心が強いことや，「自分がこういう人だということが知られて，利用されるのではないか」というやや妄想的な不安が語られた。

　第1期では自分の内的な葛藤を解決しようと彼女が治療に向かったものの，私に自分の内面を見せてしまうことへのためらいは依然として強く，私に近づいては離れる，といった動きが見られていた。しかしそのような彼女の動

きは治療構造そのものを脅かすような病的な性質のものではなく，彼女の感じている不安については治療者との間で共有されていたように思う。

第2期　母親との葛藤の表面化

　この頃には，彼女の受験の失敗に対する母親の怒りが強まっていた。母親の進学に対する期待は非常に強く，彼女は音楽大学への進学を幼い頃からの目標として植え込まれていた。表面的には反抗せずに従ってきた彼女が，受験に失敗してケロリとしているということは，母親に対する一つの行動化であったとも考えられる。彼女がこれまでの母親に対する態度を変えて母親に対抗するために，必然的に母親との言い争いが多くなってきた。治療者の側は，彼女の気持ちを言葉で母親に表現していくことを勧めていった。彼女の方は面接の中での治療者の言葉を使って母親と話すなど，治療者の意図に従おうとする傾向が強まった。「お母さんはすごく美人でスタイルも良くて，私の憧れ」と母親について語っていた彼女にとって，これまでのように攻撃性を抑圧することなく母親と対抗するためには，新たに治療者を取り入れていくことが必要なようだった。こうした動きは，青年期における「対象の破壊と再創造」[4]の過程に相当するような動きであったと考えられる。

　この時期には母親の話題が中心となった。10回目で母親の激しやすさについて，幼い頃母親にコップを投げつけられたりスリッパで叩かれたりしたことを回想している。この頃母親との言い争いの中で彼女は「だいぶ言いたいことが言えるようになってきた」と言い，母親からは「どうしてもお互いに受け入れられない部分がある」と言われている。また，12回では「母親の仕事のがんばりを見ていると，ただごとではない感じ。何か寂しいのではないかと思う」と言い，これまで万能視し理想化していた母親像のいわば裏側を見られるようになっている。そして母親自身が結婚していったん家庭に入ったことで仕事の面での自己実現に挫折したと感じており，そのぶん子どもである彼女に幼い頃から「一流になれ」というプレッシャーをかけ続けてきたことを回想している。こうした動きは彼女が母親から分離していく過程とし

て考えられるが，その次の回では「母親は精神的に病んでいるのではないか」という脱価値化の動きも出てきている。母親に対してそうした心配をする気持ちについて尋ねると，「ここに来て話すうちに母親にも悪いところがあったように思えてきた。あと，お母さんを一人にしてはいけない，離れてはいけないような気持ちにもなる」と，分離にまつわる罪悪感が語られた。

16回目に彼女は久しぶりに会った学校の先生から，「高校3年の時よりもずいぶん落ち着いてきている」と言われて，非常に喜んでいる。受験の準備については相変わらず積極的になれないままで，私は彼女の内的な課題（親との葛藤）が未解決なままであるために，自分の方向性も決めかねるのだと説明した。またこの時期彼女が予備校に通い始めたことから，受験への現実的な焦りや予備校の中での自分の視線へのこだわりなどが，語られるようなった。18回では「自分にはポリシーがない。こういう風にしたい，というのがない。今まで母親に与えられた『良い高校から良い大学に入る』という目標で来たから，そこから外れちゃったから」と語る。現実に即した話題が増える一方では，彼女が面接中に緊張を感じ，自分の視線について「横目で見たり上目遣いとかが，いけないと思う」と自分で解説し，私の方も思ったままに「今話していた感じでは自然な感じだけれど」と返している。

第3期　終結まで

彼女は自分の通院のことを妹には話していなかったが，19回にはこのことが話題となった。家族の中で彼女が表面的な良い関係を保とうと無理している部分もあることについて私が介入すると，「自分がきちんとやっていないと家族の仲間に入れてもらえないような気がする。自分の方が引け目を感じて，いろんなことを隠している」と言っている。こうした適応のしかたは彼女の幼い頃から続いている一つのパターンであり，たとえば万引きのエピソードにしても，裏と表のある人間関係の持ち方を彼女が続けてきたことが理解される。そこで治療者が「ここではどうですか？」と聞いてみると，「（先生のことを）すごい尊敬している，て訳でもないし」と笑い，私に対して多少

の余裕を見せるようになっていた。彼女の中の厳しい超自我が，私との関係の中で徐々に緩和されつつあるのだと思われた。この面接の次の回で，彼女は通院のことを妹に打ち明けている。治療者にとっては面接の内と外の動きが次第につながっていく実感として，このことが感じられた。通院を打ち明けたことから，妹が彼女の家庭の中での相談相手となっていき，いわば現実場面での治療者の代理対象として働くようになっていった。これまで彼女がこだわりつづけてきた過去の出来事について妹に話せたことで，彼女は「心の隙間が少し埋まった感じ」と言い，「今の自分でいい，と思えたら，（進路についても）何を選んでも同じになれる」と話す。22回では自分の症状について，「身体が人と触るとビクッとするのは，気持ちいい，と思うところもある。ずっと触っていたいけれど相手が気づいて嫌がったり，自分でもいけないことと思う。淫乱て思う」「視線にしても，最近気づいたのはやっぱり自分で見ているんだと思う。だから，相手が見る」と説明している。

　この後は彼女は面接の外で友人や先生などに確認していく形で，過去の人間関係のトラブルから来る罪悪感を自分で緩和していった。面接内では彼女はこうした動きを報告する一方で，治療者がまだ本当の意味では甘えさせてくれないという不満を，「友人を人間観察の材料にしてしまう」一人の同級生への攻撃に置き換えた。また24回目には治療者が「人に近づきたいけれど，近づくと自分の汚い部分嫌な部分を見透かされるように感じて，距離をとっていたいのではないかと思う。ここでもそういう気持ちがおきているかもしれないですね」という介入に対して「それはいいことなんですか，悪いことなんですか，教えてほしい」と聞いてきたり，25回では終了後席を立ってから『〜と言いましたね。』と言われると，そう思っちゃいけないのかと思っていたけれどそうではないのか」と確認するなどの行為が見られた。26回から28回では「先生のことをよく知らないと話しにくい」といって私に年齢，学歴などの質問をしてくる。こうした彼女の動きについて，私は何か具体的なアドバイスや自分の意見を伝えて見たいという衝動のようなものを感じていた。彼女が治療者を取り入れ同一化しつつも，二人の関係の中で「何かが

足りない」という焦りを感じていることは伝わっていたのだが，そのことについて私が言語化することは困難に感じられていた。

一方，面接の外では友人との人間関係が変化しつつあった。30回ではそうした経験を報告しつつ，彼女は「自分の今の状態は一人になってしまいたくなって引きこもっているんだと思う。精神科に来たのも一人になりたくて，他の人と話をしたくなくて来た。でもその状態でいるのも辛い。急に変えることはできないけれど」と語っている。この頃まで母親に比べて父親についての話は，現実的で表面的なものだった。しかしこの回では同性の友人との間での葛藤的な三角関係について語られたり，さらに過去の友人間のトラブルの中で「みんなが自分の知らないところで何かをしている感じがして怖かった」と語り，治療者は彼女の原光景空想を連想している。32回では，中学校時代に片思いの相手に会いに行き，このときに「自分はその彼とsexをしたいんだ」と分かったら，すっきりしたのだと彼女は語った。そして「人が恋しくなってきた。いろいろ話したくなってきて，先生だけが頼りでもなくなってきた」と彼女は言っている。この頃には彼女の症状は軽快しており，大学受験のために2カ月の休みをとり，志望校に無事合格することができた。休み明けの面接で迷いつつも治療を終えることを彼女は決めて，約一年間の治療を終結とした。

終結後大学1年生となった彼女から，電話が一度，はがきが二度届いたが，問題なく過ごしているということであった。その後はさらに専門課程への進学を決め，数年間のつきあいの恋人がいるということである。

III 考　察

1．転移の取り扱いについて

面接の中で彼女はしばしば治療者に対して，「叱られそうだ」「軽蔑されるのが怖い」といった不安を語った。最初の出会いの時に緊張でこわばった顔で無理矢理笑顔を作ろうとしていたことも，こうした不安を感じながらも悟

られまいとした表情だったように思われた。治療者も同性で年長の女性であったことから，治療当初から超自我転移が生じていたようであった。その一方で彼女は自分自身の幼い頃からの性的な悪戯や万引きなどの逸脱行為について次々と語り，「汚い自分」を治療者に暴露していくのだった。母親の前では出せない「汚い自分」を治療者にさらけ出すことは，それに対して私がどのような反応をするのかということを不安を感じつつも試していたのだと言えるだろう。この頃の私の反応が母親の反応とは異なったものだということを確認し続けるうちに，彼女の中で厳しい超自我が徐々に緩和されていくようだった。彼女は面接の中で次第に自然な表情で，年齢相応の女性らしさを示すようになっていった。治療者に対しても「すごい尊敬しているわけでもない」と笑って茶化すことができるなど，依然として母親転移の中でありながらも強大な超自我が緩和され，自由な自己表現が始まっていた。

　彼女の厳しい超自我が治療者との関係の中で緩和されていったことは，彼女の主体性や自発性を回復させていく結果となった。彼女の従来の適応の良さは，精神科を最初に受診したときから精神療法を開始するまでに時間をおいても待っていられたということからもうかがえる。特に妹に通院を打ち明けた頃より，彼女は従来備わっていた自己治癒力を発揮して，治療者や面接場面以外の人間関係において以前よりも積極的に関わっていくようになっていった。治療者に対しても友人を代理対象に置いて攻撃してみたり，治療者の具体的な意向を読みとろうと問いつめたり，個人的な質問をしてきたりと，何らかの手応えのある反応を引き出そうとするかのように見えた。面接場面以外では，過去の人間関係のトラブルへのこだわりについて，彼女が実際に友人らに確認していく動きが見られた。治療者との間で超自我が緩和され，罪悪感が軽減したことによって，外界での人間関係の中でも自由さが取り戻されていったようだった。

　面接の終結に向かっては，このような彼女の従来の自己治癒力が本来の力を取り戻し，流れを作っていったのだと考えられる。しかしこの流れの中で，彼女が持ち出した終結の提案をこの時点で受け入れたことには，二通りの考

え方ができるように思われる。一つには，この終結の提案がこれまで阻害されていた主体性の回復であると考え，この先の精神的な発達を彼女の今後の成長や環境の力に任せて終結とすること。もう一つは，こうした彼女の動きをあくまで母親転移の文脈で捉え，終結を持ち出したこと自体を抵抗として取り扱う，ということである。

このとき実際には私は前者の考え方で終結の提案を受け入れた。しかしそのために彼女は私の前で一貫して「良い患者」でいつづけて，治療者は終結時までなお母親転移の中の超自我であり続けたといえるだろう。その厳しい超自我を緩和することはできたものの，転移そのものを治療的に扱いきれないまま終結に至ったのだと考えられる。すなわち，この転移関係は自己愛的同盟の性質を帯びたままで，万引きなどの逸脱行為を繰り返していた彼女の自己の一部は統合されないままだった。そのことは彼女の中では治療者も母親と同様，自分の一部しか引き受けてはくれない，本当の意味では甘えさせてはくれないのだという寂しさを持って感じられたのではないだろうか。

この症例で観察されたように，思春期患者は発達の途上にあるため，治療の過程で生じる変化もひととおりのものではなく，さまざまな側面での変化が同時並行していくかのような印象がある。そのときに治療者に必要とされるのは，患者のそうした変化を多面的に捉えていられることではないかと思う。馬場は青年期の精神療法における治療者の二重の役割について，一般成人の治療者と共通の役割である潜在する葛藤や病的防衛機制の解釈，幼児期の対象関係や人格障害が青年期で再燃したことへの洞察に導くことなどに加えて，青年の発達過程にある自我に働きかけて，弱化した自我を支え，外的現実の中での仕事や地位の獲得を介して社会的自己を確立するのを助け，見失われた自我同一性を再発見させていく，という役割を指摘している[3]。そして一つの精神療法の過程で二重の役割を果たすことの困難について触れているが，今回の症例でもとくに後半の流れにおいて治療者の役割が，後者のような一方の役割にのみ限られていたのではないかということに気づかされる。

2. 母親との分離までの過程

それでは次に、この時期に治療に訪れた彼女にとって、どのような援助が必要とされていたのかということについて考えたい。

治療に初めて訪れた時期、彼女は高校3年生で自分自身の将来の方向性を決定し、その目標に向かって努力するという課題を担っていた。そして彼女はこのときついに危機的状況を感じて、専門的な援助を求めて受診した。彼女の母親は幼い頃から彼女に「一流になれ」「人と同じではいけない」と繰り返し、時には暴力的にさえなったという。母親は思春期の頃にはいわゆる男性的な方向での自己実現を望み、いったんは仕事に生きていく人生を選択したものの挫折を感じ、ちょうどその時期に知り合った彼女の父親と結婚したということだった。母親にとって現在の人生は、大きな不満はないものの挫折して妥協した末の選択であり、ある意味では打算的な結婚であったといえる。そして結婚し母親になってからも、なお自分の若い日の挫折を挫折として受け入れ、失ったものとして残念がるという機会を、彼女の母親は持つことができずにいたようである。また彼女の4歳頃の記憶には、妹の誕生も重なって母親がいらいらして過ごしていたことや、幼稚園が休みの日に休みだと言っても聞いてもらえずに無理矢理行かされて悲しかったという出来事が残されていた。この後の万引きなどの問題行動のエピソードからも、ウィニコット D. W. Winnicott[5][6]のいう「環境の失敗」が繰り返されており、「偽りの自己（false self）」が形成されていたと考えられる。思春期を迎えた彼女が自分の中の「汚い自分（＝女になっていく自分。母親には受け入れられない自分）」を自己の一部として引き受け、一人のまとまった「自分」として将来を選択していく必要がおきたときに、これまで以上に強い心理的混乱を招くことに至るには、こうした流れがあったように思われる。

一方、彼女の父親については、母親に比べて面接の中でほとんど語られることがなかった。記録を読み返してみても、主な登場人物はほとんどが女性であり、偶然ながら治療者も主治医も女性という設定であった。父親については、非常に温厚で仕事熱心、忙しいためにほとんど家にいない。母親とは

夫婦仲も良く休日は二人で出かけることも多いという，わが国では一般的な理想的な父親像であった。彼女の父親に対する感情は最後まで不明確なままで，どちらかというとぼんやりとした陽性感情が感じられた。そこには強い抑圧の機制が働いており，この防衛によって彼女はエディプス葛藤に圧倒されずにいられたのだと考えられる。しかし常に全体的な自分というものを受け入れられていないという寂しさを感じている彼女が，いったん強い愛情欲求を感じると，その欲求はすぐに性愛的なニュアンスにすり替わってしまうということが繰り返された。そのたびに彼女は自己嫌悪に陥って，自分の「汚い部分」を人に知られたのではないかと不安にかられた。彼女が語った生活歴を見てみると，彼女の半生は何かに夢中になって欲求を満たそうとしていると，大人に見つかるなどして失敗するということが繰り返されていた。幼い頃からの性的な悪戯や万引きといった行動化は，彼女が渇望していた愛情や関心を不器用にもひたすら満たそうとした試みであったように思われる。

　これらのことから彼女がこの時期に必要とした援助は，母親の期待や思惑（自分の代役として自己実現して欲しい）を越えて母親の一部ではない自分を実感していくことと，さらに母親の中の良いものを取り入れて女性である自分を受け入れるという2つのプロセスを必要としたと考えられる。治療者に何度も自分の「汚い部分」を暴露して試し続けたのも，妹に治療について打ち明けたことをきっかけに自分の弱い部分を見せ始めたのも，こうした自分の再統合の過程の一つであったのではないだろうか。彼女との治療を終えて振り返り，何か役に立ったことがあるとすれば，私がこうした彼女の心の揺れ動きにこの時期に付き合うことができた，ということにつきるだろう。

　興味深かったのは，最終的に彼女が選択したのが母親の出身校であったことである。1年目の受験ですべての志望校に落ちてケロリとしていた彼女が，その後の1年間自分と格闘しながら得たものは，結果的には母親の望みどおりの自分であった。しかし母親の長年の呪縛から逃れて，そこから分離してさらに同一化するまでには精神面での多くの努力が必要だったことは，私と彼女の間で共通して実感されたことである。終結後の彼女の進歩はめざまし

く，大学生活の中でさまざまな活動を楽しみ，新しい経験を得たようである。

参考文献
1) Blos,P., 野沢栄司訳（1971）青年期の精神医学　誠信書房
2) 西園昌久（1983）青年期の精神病理と治療　金剛出版
3) 馬場謙一（1989）外来治療（清水将之（1989）青年期の精神科臨床　金剛出版 p.256）
4) 牛島定信（1988）思春期の対象関係論　金剛出版
5) Winnicott,D.W., 牛島定信訳（1977）情緒発達の精神分析理論　岩崎学術出版社
6) Winnicott,D,W., 北山修監訳（1990）児童分析から精神分析へ　岩崎学術出版社

コメント2　思春期とアイデンティティ

中村　留貴子

　この事例においては，約1年間という比較的短い期間の心理療法の報告でありながら，いかにも思春期青年期のクライエントらしい葛藤や対人関係の在り方と共に，その転移関係や面接経過が明快に提示されている。それは一つには，本事例が神経症的な水準の人格構造を持ち，自己観察力や言語表現の能力に優れていることや，心理療法における経験を自分なりに建設的に生かしていくことのできる能力を持つことに由来している。それに加えて，事例提供者のセラピストとしてのほどよい共感的な読みとりと，発達促進的な関わりが提供されることによって，面接の展開はさらに理解しやすいものになっている。

　本事例における主な精神病理は，事例提供者が示しているように，幼児期からクライエントの中で理想化された超自我的な対象としての母親からの分離に伴う不安と困難さ，依存することにまつわる葛藤，性的な関心を含めた思春期青年期的な情動の抑圧不全と昇華の失敗，総じて自己同一性を確立する上での挫折などが考えられる。特に，依存や同一化の対象であると同時に，敵意や競争の対象ともなる母親との関係性は，青年期女性における典型的な葛藤を特徴的に表している。かつてのクライエントにとっては，理想化された憧れの対象であった万能的な母親の期待に応えることこそ，自分自身の価値を高め，確認することのできる手段の一つだったのかもしれない。そのような母親を目標にしたい気持ちと，逆に母親を否定し，拒絶したい気持ち，自分は自分の主体性と独自性の下に生きたいという気持ちとの間を揺れ動き，その結果，自分自身の同一性の獲得へとなかなか向かうことができないでいるという，特有の心の動きを観察することができる。また，彼女の中では依存的な情動は違和的なもの，あるいは汚いものとしての感覚を刺激するため

に,「目つきが悪い」という自己意識に置き換えられてしまう。ゆえに,依存をめぐる情動は彼女の肯定的な自己像の中には統合されなかった。

　このようなクライエントにおける依存をめぐる葛藤の強さは,既に面接の初期から特徴的に示されていた。そもそも彼女にとっては,誰かに自分の内面的な問題を相談し,援助を求めるということ自体に葛藤があったと思われる。「病院に来て話すと安心し,来なくても大丈夫と思ってしまう,家に帰るとやはり病院に行かなくてはと思う」という言葉は,いかにも彼女らしい依存をめぐるアンビバレンスを表現している。それゆえ,実際に心理療法に入るまでには一定の「迷う」ための時間が必要とされた。そのような彼女の内的な時間に,主治医とセラピストが急ぐことなく付き合うことができたところから,この治療は始まっている。やみくもに治療の開始を考えるのではなく,むしろ彼女の主体的な判断と情況を尊重したスタッフの非誘惑的な関わりは適切だったと思う。もちろん,クライエントの病態水準や性格傾向などによっても異なるが,本例のように依存をめぐるアンビバレンスが強く観察される場合には,「できれば依存したくない」とか「頼らなくても自分だけでやっていけるはずだ」という気持ちも同時に受け止めながら,関わりを試みる方が,その後の関係性が展開しやすいという経験は少なくない。

　また事例提供者は,クライエントの緊張感の強さと共に希求性を確かな手応えをもって感じ取っている。そのことも手伝って,セラピストは面接の開始を半年後まで待つことができたようにも見受けられる。クライエントの側にも待つことができるだけの諸条件が揃っていたとはいえ,このような関係性の中で,適切な手応えを感じ取ることのできるセラピストの感受性は極めて重要である。たとえクライエントが再び現れなかったとしても,その手応えはクライエントの側にも何らかの形で経験され,多少なりとも記憶に残る可能性が高い。セラピストは,結論を急がず,必要とされる構造設定は行いながら,あくまでもゆっくりとクライエントのペースに合わせようとしている。このようなセラピストの姿勢が,その後の面接経過にも反映していたと推測する。

事例提供者が考察するように、クライエントは自分自身が「悪い、汚い、軽蔑される」と感じる自分について語り、セラピストに一貫して中立的受容的に聞いてもらうことを通して、超自我的な対象から処罰されたり、拒絶される不安を緩和し、自分に対しても他者に対しても年齢相応の自分を自由に表現することがある程度は可能になっていった。その意味では、クライエントの内界とそれを取り巻く外界の間にはある程度の柔軟なつながりと連続性が得られたと思われる。そして、このようなクライエントにおける治療的な変化の背景には、たとえば初期において「受験をお母さんとの喧嘩の材料にしているみたい」と伝えるなどの、セラピストからのほどよい介入があった。

　しかし一方では、クライエントにおける依存をめぐる葛藤の解決は部分的に残されたようにも思う。たとえば、母親転移の対象としてのセラピストに対して、「すごい尊敬している訳でもない」と茶化したことの中には、超自我的な不安の軽減と攻撃性の中和された表現という積極的な意味合いが多く含まれるが、同時に、あくまでも自分の依存を認めまいとする姿勢が含まれる言葉としても理解することができる。初期には心理学の話を一方的にしたり、妹さんを相談相手に選んだり、「先生のことをよく知らないと話しにくい」という言葉などから、素直に依存するというよりは、能動的な態勢が回復された段階で一様の安定が計られた可能性を推測する。つまり、彼女における依存は、自己の支配性を維持しながら、あくまでも能動的なやり方の中で充足され得るのではないかと考えられる。面接初期の「学校の先生に心配をかけたくない」という言葉に代表されるように、学校でも家庭でも病院でも「元気できちんとしている」自分を印象づけようとしている努力の背景には、依存対象や目上から「気遣われる」ことに対する抵抗の強さがうかがわれるように思う。自分が他者を気遣うことには積極的であっても、自分が他者から気遣われることには耐えられないという、依存をめぐるこのような葛藤は、特に自己愛的な傾向をかかえているクライエントにおいて経験されることがあるが、最終的に彼女は、セラピストに対しても本当の意味では依存できないままに面接を終わっていると考える。親しい女友達もほとんどいな

い様子がうかがわれるし，情緒的に親密な関係を誰かともったり，上手に頼って必要な援助を得るという依存関係を持つまでには，もう少し時間が必要なのかもしれない。とりあえずは，「ただ事ではない雰囲気で仕事を頑張る万能的な」母親に同一化し，「元気に積極的に物事に取り組む」自己像を選択したのかもしれないと思う。そういう意味では，彼女における女性性の成熟には，今後のさらなる精神発達を待たなければならないのかもしれない。

　また，思春期青年期における内的な対象喪失の観点からも，この事例を振り返ってみることができる。このクライエントには，幼児期から理想化された内的な母親像とは異なり，「精神的に病んでいる」かもしれないと思われるほどに傷つきや劣等感，欠点などを抱えている現実の母親像を受け入れていく際の不安とその否認，困難さがあったのではないかと思う。そして，そのような内的な母親像の変化を受け入れたくない，または受け入れられないという葛藤に加えて，理想化された万能的な母親像を放棄するということは，おそらく「自分も母親のように万能的で素敵な女性になれるかもしれない」という無意識的な自分自身の願望をも捨て去ることにつながる不安を抱いていたのではないかと推測する。支配的な母親を否定し，反発しながらも，他方では「一流になれ」という母親の言葉に従ってさえいれば，自分は本当に一流になれるかもしれないという無意識の思いがあったのではないだろうか。このことは，24回目の面接で，セラピストがアンビバレントな依存をめぐる転移の解釈を試みた時に，クライエントが「それはいいことなんですか，悪いことなんですか，教えてほしい」と聞いたことにも表れているように思われる。これは，セラピストがいわば間違いのない正道を照らしてくれるはずだという切なる願いにも聞こえる気がする。そのような願望のゆえにこそ，分離不安の解決が停滞し，今までのように母親に素直に従うことも，新しい独自の自己像を模索し，発揮することもできないままに，自己不全感や否定的な自己感覚にとらわれていたのではないかと推測される。

　さらに，終結間際のクライエントの「皆が自分の知らないところで何かをしている感じがして怖かった」という話から，セラピストは原光景を連想し

ている。一方では，父親に関する話題がほとんど見られないことなどからも，クライエントにおけるエディプス・コンプレックスが具体的にはどうなっているのか判断できないところがあるので，「皆が」という言葉をエディパルな葛藤の表れとして理解するのが適切かどうか迷うところである。おそらく，妹との年齢差やその後の恋人の存在などから推測して，父親の方に愛着の気持ちがより傾いていたことも十分に考えられる。しかし，もう一つの理解としては，やはり依存をめぐる葛藤の表現としてこれを聞くこともできる。依存関係における安心感と安全感の不足から，やや妄想的な不安が語られている可能性もある。その視点からとらえれば，父親への愛着の強さは母親の代理対象として，または「男性になら依存することができる」結果として理解することもできるのではないだろうか。おそらく，このようなエディパルな葛藤と依存をめぐる葛藤の双方が複雑に重なり合って示されるところに，この事例の特異性と関わりの難しさがあるのではないかと考える。26回から28回目の面接のあたりで，二人の間に生まれた「何かが足りない」という焦りは，そのような多面性に由来するのではないかと推測する。このような多面性は，このクライエントが幼児期からの記憶として語っている性的な行為にも当てはまる。性的な好奇心や行為は，依存の代理満足であると同時に，母親の叱責を買うもの，むしろ叱られたい気持ち，あるいは母親の支配が及ばない世界，母親と対等に張り合いたい気持ちなど，さまざま情動が未分化に絡みあい，単純にはとらえることができないように感じられる。

　終結に際し，事例提供者もその終わり方に迷いを感じているが，思春期青年期のクライエントの場合，その精神発達を促進し，支持するという観点から，このような終わり方は一般的に経験されるところである。もちろん，抵抗としての側面は否定できないが，セラピストはここでもクライエントの主体的な選択を尊重する道を選んだ。クライエントにおける自己治癒の能力が引き出され，その後のさらなる発達に方向づけられた潜在能力を感じ取ったからである。あえて述べるなら，抵抗としての側面についても明確化し，共有しながら，クライエントの選択や分離も受け入れる態度が求められるのか

もしれない。しかし，この年代の心理療法においては，本報告でも提示されているように，クライエントがセラピストに一時的に同一化する過程を介して，その本来の分離個体化過程を実現していくという経過をたどることが多いだけに，さらなる内的成熟を追求したいというセラピストの心理療法家としての価値観にクライエントを閉じ込めることなく，その過程を見守る姿勢が求められることが多い。そういう意味で，むしろ本例における終わり方は臨床的に適切だったのではないかと思う。

コメント2を読んで

笠井　さつき

　大変貴重なコメントを，ありがとうございました。
　思春期の症例の治療は治療者自身の思春期の葛藤を再燃させるといわれますが，実際にこの症例と出会った頃は私自身もまだ若く，彼女の葛藤は自分にとってさほど遠い経験ではありませんでした。またその後出会った思春期の症例の治療においても，患者の挑戦的な態度に対して本気で腹立しいと感じたり，治療者として試されているようで不自由に感じたり，自らの感情のコントロールが困難になったりということを経験しました。今になってこの症例の記述を読むと自分があたかも冷静に客観的に判断しながら経過を追っていたようにも読めるのですが，当時を思い返すととてもそのような状態ではなく，なんとか彼女の成長を妨げずにあとをついていけたのだといった方が適切でしょう。今更ながら，彼女の力に私の方が助けられたのだとしみじみ感じます。
　中村先生には，この症例の思春期症例としての典型的な側面と，私という治療者との間での特異的な関係性についてまとめていただいたように思います。母親転移については，最後まで明確にできないまま終結となったのですが，「依存」のテーマについて十分話し合えなかったことがこのような形での終結につながったのだと思います。母親自身が自分の生き方に不全感を抱き，そうした母親の本来の自信の無さに思春期に達した娘が無意識に気づいて，安心して身を寄せることができずにいる。二人で不安を共有するよりはと，前思春期までの「教育熱心な母に励まされて頑張る」自分の方に身を置こうとする。そんな気持ちを治療者との間でゆっくりと言葉にしていくことができたならば，私がやり残したと感じている「あとひと山」も，一緒に越えられる可能性があったのかもしれないと，今になって思います。当時私は

「(治療者としての)自分に対する自信の無さ」を隠して頑張る母親に近かったのでしょう。彼女の連想から「不安な母親の姿」が見え隠れするたびに，自分の不安を見透かされるようでどこかおびえていたのではないでしょうか。治療者側の未熟さと同時に症例の病態水準が高いため，不安の性質も容易に理解可能だったことがこうした落とし穴にもつながったと考えられます。

　中村先生のコメントを通してようやくこうした理解が生まれたことで，私の方もこの症例を終結できたように思います。彼女は彼女で，必ずや別の場所で別の対象との間で終結を迎えられたことでしょう。この経験が彼女にとっても今後の人生の糧となることを心より祈っております。

　最後になりましたが，貴重なコメントをいただきました中村先生に心より感謝申し上げます。

3

あるべき娘像に縛られていた一人っ子A子との面接

滝村　裕子

I　はじめに

　クライエントのA子は，幼少期から身体症状を抱えながらも両親の期待に添い続けてきた少女であった。しかし，思春期になり，自己主張の少ない従順な女性としての生き方を求める両親とA子の気持ちとの間に葛藤が高まり，その葛藤を意識化できないまま自分でも訳の分からない不安を抱え，A子は不登校に続いて不眠，食欲異常，希死念慮などの多彩な症状を呈することになった。これらの症状は神経症レベルの発達危機的なものと考えられる。少女にとって，母親との同一化が強いと自分らしく生きる道を見い出すことがいかに大変かを深く考えさせられた。

　A子は，高校を退学し大検受験を目指すなかで，友達との関係に支えられながら自分のありようや親との関係を見つめ，父親への依存を介して親離れが可能になっていった。こうして自分の価値観を認めて生きられるようになるまでの面接過程を報告し，A子からみた親子関係を軸にして考察したい。

II　事例の概要

クライエント：A子　2度目の高校1年に在学中
主　　　訴：不登校
家　族　構　成：両親とA子の三人家族。父親は自営業で，従業員に対して面倒見が良く信頼されている。しかし，家庭では厳格で，母親やA子が疲れた顔を見せるだけで不機嫌になるような気むずかしい面がある。母親は専業主婦。持病のため寝込むことも多いが，几帳面で神経質なところがあるため家事などに手を抜けず，イライラしてA子に感情的になることがある。両親ともA子をきちんとした子に育てたいという思いが強く，言葉遣いや躾に厳しかった。

生育歴と来談までの経過：母親とA子の話によると以下のようである。

乳幼児期の発達について言葉や歩き始めなどは心配なかったが，身体が大変弱く医者通いが絶えなかった。母親は身体の具合が良くないにもかかわらず，父親の仕事が多忙な時期だったため，A子を育てるのに頼れる人は誰もいない状況であった。A子は親の言うことをよくきいた。幼稚園入園以降かなり丈夫になったが，頭痛が頻繁に起こるようになった。小・中学校の間も頭痛は続き，母親に休むように言われても「学校は行くもの」と思っていたので休まなかった。中学時代は成績が良く，部活でも活躍をし，友達に恵まれて，とても楽しかった。

ところが高校入学後友達との関係で悩み，高校1年の連休明けから倦怠感や微熱が続き，気持ちが悪くて朝起きられず，学校を休みがちになった。病院の検査結果は異常なかったが，食欲がなくなり，気持ちが悪い，いやになったので死にたいと泣くようになった。精神科を受診し落ち着いていた期間もあったが，登校はできず出席日数不足で留年となったため他の高校に変わった。初めは順調だったがまもなく登校できなくなり，吐き気，食欲不振と過食，不眠，手首を切って自殺しようとするなど目が離せない状態になったの

で，両親どちらかが夜もA子に付き添った．A子は学校に行きたいと言うが登校はできず，再び留年が決まった．

2回留年するのは耐えられないため退学を決心し，その後の進路について相談するために母子で公立の相談室を訪れた．A子は大検受験の予備校に行きたいという希望を持っており，少し落ち着いた状態にあった．

面接構造：初めの数回は母子一緒に来室し，A子には筆者が，母親には他のカウンセラーが面接した．その後はA子と母親の都合で，自然に母子別々の面接時間になった．

Ⅲ 面接の過程

第1期：1回〜7回（3カ月）
（以下「　」はA子の言葉，〈　〉はThの言葉）

初対面のA子は紺のジャンバースカートを着て，高校生らしい好感の持てる雰囲気だったが，表情は非常に暗く思い詰めた様子だった．面接室ではうつむき加減で大きな鞄をしっかりと抱きしめ，かなり緊張して固くなっていた．それでも「よろしくお願いします」「ありがとうございました」と深々とお辞儀をし，A子の年齢にしては礼儀正しすぎる印象を受けた．

A子は，退学することになったいきさつをきちんと話そうと努めていたが，Thの〈やめるの，つらかったね〉という一言に，涙があふれて止まらなくなった．気を取り直して話そうとすると涙が出てしまうのを，「ごめんなさい」と何度も謝る．その様子に，今までどれだけの苦しみをひとりで耐えてきたのだろうか，とThは思わないではいられなかった．

高校1年の始めに友達とうまく行かなくなり，喧嘩になりそうだったので部活をやめたこと，精神科にもかかったが登校できるようにならず，学校を変わらせてもらったのに再びやめることになったこと，そのたびにどれだけ多くのものを無駄にし，両親に金銭的な負担をかけたかを切々と話した．また，学校を休むのはわがままに育てたせいと親戚に言われ，母につらい思い

をさせてしまった。今は，大検を受けたいので予備校に行きたいが，今度も途中で行けなくなれば，入学金や授業料を無駄遣いすることになり，この上心労が重なると病気がちの母の身体にも障るのではないかと不安である。また，父は女の子は大学に行く必要などないという考えで，進学高校に行くことに賛成しなかった。父に意見を言うと不機嫌になるので父には何も言えず，大検に合格しても，後のことを考えるととても心配になってくる。

この初回面接で，Thは，次々と話される不安をききながら，A子がもう失敗は許されないとせっぱ詰まった気持ちであり，自分を抑えて人の気持ちに沿って動こうとするあまり，身動きがとれなくなっているように感じられた。同時に，自分の生き方をしていきたいというA子の叫びが聞こえる気がした。

その後，A子は，母に負担をかけまいと高校の呼び出しにひとりで行った。前日は緊張のために眠れず，久しぶりに学校に行ったせいか頭痛や肩こりがひどく，疲れて寝込んでしまった。A子が小さい頃から母は病気で寝込みがちだったが，父はそのような母にイライラして口論になり，子ども心に両親の関係に不安を抱いていた。そのため，母の具合が悪いことで父を不機嫌にさせないようにと気遣い，A子は母の代わりにできることをしてきたようであった。また，父は暗かったり疲れた様子を見せると怒るので，父の前では明るく振る舞うように努めているとも話され，家庭でもかなり気を遣っている様子であった。

予備校入学を前にして，A子は「行けなかったらどうしよう」という不安が強くなってきた。大検のために受ける授業が多く，朝から登校しなくてはならないが自信がない。A子としては気持ちの整理がつくまで申し込みを延ばしたかったのに，気持ちを伝えられずにいるうちに，母が入学手続きを済ませてしまった。こうして母のペースで運ばれてしまったために，A子はいっそう不安になったようだった。そして，以前，母に「言うことを聞かないからこんなことになる」「高校をやめたら働きなさい」ときつく言われたことがある。「母は本気で言ったのではないかもしれないが，ずっと気になって

いて，今度予備校を途中でやめれば何を言われるか分からない」と声を抑えて泣きながら話す。母は具合が悪い時には，Ａ子に対してかなり感情的になる様子がうかがえた。Ａ子は「今まで途中でやめたことなどなかった。ピアノは幼稚園からずっと続けたし，そろばんも好きではなかったが母と約束した級をとるまでちゃんと続けた。初めてこんなに無駄をして自分はだめになった」と言う。Th は，Ａ子の後悔や思い詰めた気持ちが伝わってきて〈初めて無駄にしてしまってつらかったね。こんなことを言ったらＡ子さんの気持ちに反するかもしれないけど，人生には無駄も大事なことがあるんじゃないかなあ。今，無駄なように感じていることも大切で意味があるかもしれない〉と話した。Ａ子は不思議そうな，しかし真剣な顔で聞いていた。

　しばらくしてＡ子は予備校に通い始めた。授業の参加や空き時間の過ごし方が高校よりもかなり自由なので，自分ががんばらなくてはと思うが，続くかどうかが不安で眠れないこともある。幼稚園の時から続いている頭痛は，毎日かなりひどい状態である。高校に行けなくなった時のことを Th からたずねると，「はじめのうちは行ける時は登校していた。行くと勉強の遅れなど取り戻すためにすることがたくさんあって，それが大変で行くのがおっくうになっていった」と話した。まもなく母がぎっくり腰で動けなくなり，Ａ子が家事もしなくてはいけなくなった。学校から帰ると母が次々と用事を言いつける様子をリアルに話し「ぐったり疲れる」と言う。それでも，予備校にはほとんど休まずに通っていて，「頭がボーとして授業にはついて行けないが，毎日学校へ行けているだけで嬉しい」と話す。ところが，このような話をしたすぐ後で，登校できているから相談をやめようとＡ子が言っていると母から電話があったので，Th はこれからどうするかということについてはＡ子と話したいと伝えた。その後，Ａ子が体調を崩して学校や相談を休むことがあった。もともと進路のことでの来談だったので，相談を続ける目的がきちんと共有されていなかったので面接への抵抗が起こったと考えられた。また，登校を始めた疲れが出る頃でもあり，両親とのことを話して罪悪感を感じたかもしれない。Th がＡ子の大変さを十分に受け止めきれていなかっ

たということもあると思った。

　次回に，母からの電話のように，相談をやめることについてA子の方から話された。Thが〈学校へ行けていてもA子さんの中に重く苦しい気持ちがあるのでは〉と訪ねると「そのとおりで，周りの人がどう思うかがとても気になる」という。Thは〈ご両親とのことも枠がはめられているみたいな感じではないかしら。そういう気持ちの重たさから楽になっていく方が，A子さんが自分らしく生きられると思う〉と伝えて来談をすすめた。授業の合間に抜けて来るのは大変で，友達の目が気になるということもあり，以降は2週間に1回面接することになった。

　予備校は，時々疲れが出て休むことがあるが，友達もできて楽しく通っている。友達は服装が派手で一見不良のように見えるので，両親は良く思っていない。A子も初めは抵抗があったが「付き合ってみると意外にいい人が多い」と分かり，今までは生真面目な友達としか付き合ったことがなかったが，新しい友達との出会いを通して少しづつ世界が広がっていく。「友達と話をしていて帰宅が8時を過ぎ，父に頭ごなしにどなられた。翌朝疲れたので休もうと思って母に言いかけたら，遅くまで遊び歩いているのが悪いと言われて，熱があると言えなくて登校した」と涙をこらえながら話す。言い分はなかなか言えない様子に，Thは〈板挟み〉になる大変さを感じた。やっとA子の方から提案して門限を決めたが，「毎日その時間でもいいのか，たまにはいいのか，親の考えが分からない」ので困っている。また，A子は，親に気兼ねせずに使えるお金が欲しいので，アルバイトやバイクの免許を取るなど「やってみたい」ことがでてきた。しかし，「両親に今でも疲れるのにできる訳がないと言われ，あきらめるしかない」と思う。親に隠れてやっている友達もいるが，A子は隠し事などしたことがないのでそんなことはできない。何でもダメと言う両親に対して，仕方ないと言いながら不満な気持ちも語られるので，Thは不満な気持ちに共感していった。

第2期：8回〜15回（5カ月）

　母と来所した時，深々と頭を下げる母の後ろで照れたようにペコッと頭を下げる姿がかわいらしく，だいぶ年相応な感じがした。

　学校では数人の友達とグループで付き合い，いつも一緒に行動している。友達から悩みを相談されることも多く頼られる存在である。家では気になることを考え続けているが，外へ出ると自然に明るく振る舞う。親しくなった友達からは，Ａ子が「いろいろと悩むようには見えなかった」と言われる。内と外で違う自分について，「外の自分の方が悩みを忘れられて楽しくて好きだが，誤解されるのはいや」だと思う。ところが，誤解から同級生に嫌がらせをされてしばらく我慢していたが，ある時つらくて親しい友達に打ち明けて泣いてしまった。そして，いじめる人のことでも悪く言わないように気遣う一方で，「本当は自分が一番大事。友達が離れていくのではないか」という心配にも思い至る。しかしその後，親友といえる友達もでき，その友達と一緒の様子をとても楽しそうに話してくれた。楽しいだけでなく悩みも話し合うことができ，相談室への来所も応援してくれているという。このように，Ａ子はしっかりした面だけでなく，素直に自分の気持ちを表せるようになってきたようであった。

　家庭では「母とうまくいかなくて」と，帰宅時間のことでぶつかることが多くなった。いつもは門限を守っているが，どうしても帰れず帰宅が遅くなり母にいきなり叩かれた。母の心配は分かるがＡ子にも言い分がある。それさえ聞いてくれない両親に対して，これまで「親の言うことを聞くのが当たり前と思っていたが，友達に比べてどうして私だけが言うことを聞かなくちゃいけないのと思うようになってきた」と言う。両親には，「女の子は普通夕食前には家にいるもの。Ａ子は変わった」と言われる。しかし，ThにはやっとＡ子が自分の気持ちを主張できるようになってきたように思われた。

　面接時間は，予備校の授業に合わせて調整していた。Thとしては相談に来やすいようにという以外に，Ａ子の人への頼れなさや自分がしっかりしなくてはいけない感じを，少しでも和らげられればという思いがあった。しか

し、A子が変更のたびに必要以上に謝るので〈とても謝まられているような気がするけれど、私に対して悪い気がするのかなあ？〉と聞くと、「他の人からもどうして謝るのか聞かれることがある。いつも人に合わせていて自分の都合なんて考えたことがなかったから、合わせてもらっていいのかなと思う。そういうのってわがままだから」と話した。Th は〈わがままじゃないんじゃない？　私は迷惑と思っていない〉と伝えた。A子は、照れたようにはにかんでいた。

　次回以降、A子は白っぽい服を好んで着るようになり、とても表情が明るくなってきた。来所にも積極的で、忙しいスケジュールをやりくりして相談室に駆け込んでくる。また、これまでかなり丁寧だった Th に対する言葉遣いもだいぶくだけてきた。

　両親に浪人はさせないと言われて、かなりこたえた様子だった。〈今からそう言われたらすごいプレッシャーだね〉と Th が言うと、表情がさーっと暗くなり次のような話がされた。以前から4年制大学へ行きたかったが、母に短大か専門学校で十分と言われてあきらめた。また、心理学をやりたいと思ったこともあるが、就職に結び付かないと意味がないと言われて外国語会話を勉強しよう思うようになった。「何をやりたいというはっきりした希望がないのだから仕方がない」と言う。〈A子さんの年齢では将来まではっきりしなくて、何となくこういうことがしたいと大学を決める人が多いと思う〉と伝えた。すると、A子は「両親とやり合うのが疲れるから、いつも諦めてきた」「現実に合わせてばかりだったから、夢を持ったことがない」「小さい頃からクリスマスプレゼントは両親がくれると知っていた。サンタクロースがいるという夢も持ったことがない。そんな風に育てられたから当たり前だと思ってきた」と話すものの寂しそうだった。そして、「今まで自分の方から何かを買ってほしいと言ったことがない」「だだをこねて泣いている子を見かけるが、ああいうことは一度もしなかった」とA子の方から甘えた経験がなかったことに気がつく。また、「父に相談をしても黙ってしまったり話をそらされてしまう」と頼りたい時に頼れない気持ちを話し、「仲が良くて

楽しい家庭がうらやましい」と言う。

　しかし、友達が遊びに来た時に気さくに話しかける父のことを「いいねえ」と言われた。また、仕事の時は明るく人付き合いも良い。A子は父について気難しい面だけではなく、「両方とも知ってるのが良いのではないか」と思うようになる。そして、出かける時に雨が降ってきたので、思い切って父に「車でつれてって」と初めて頼み事をした。その時はブツブツ言っていたのに車の中でとても嬉しそうに話す父を見て、A子は「こんなことを言ってもいいのか。甘えてもいいんだ思った」と、初めて親に甘えた経験として意識された。また、ひとりで部屋にいると父が声をかけてくれ、「最近、親って甘えても大丈夫かなって思うようになってきた」と言う。

　予備校の友達は夜遅くなっても家に電話をすることもなく「親離れしていて偉い」と言うので、〈親に心配をかけるだけが親離れではないし、一人っ子の親離れは難しいと思う。あまり心配かけないで、うまく離れて行ければいいんじゃない？〉とThが言うと、「毎日同じ時刻に帰ると少し遅れても両親が心配するので、少しづつずらすように工夫している」と言う。A子が親に内緒の世界を持ち、適当に融通をきかせられるようになってきたとThは思った。また、夜遅く帰ると母が何度も外に出て待っていることを「心配してくれているんだな」としみじみ語ったりもしている。

　予備校については、「授業は高校より多くてきついが、自由な雰囲気なので精神的にずっと楽になった」という。「やるように言われたことをやらずにいられない性格」なので、高校の時は校則や宿題を「やらなくてはいけないと常に緊張していた」などと、追いつめられた気持ちだったことを振り返る。そして、「規則づくめの高校」という言い方で軽く批判をし、「高校にずっと行っていたら、嫌だ嫌だと思いながらぼんやり暮らしていたと思う。自分は高校のみんなとは違うが後悔はしていない。今、自分が人からどう見えるか興味がある」ので、誘ってくれた高校の友達に会う約束をした。また、このままでは中卒でしかないので、「大学に通って親や親戚にがんばったところを認めてもらい、女の子でもやればできるところを見せたい」と言う。Th

は，A子が厳しい現実を受けとめながらひと山越えてきたように思われた。

　また，大学について知りたいけれど分からないという話が何度も出ていたので，Th自身のことを伝えるのはどうかという迷いもあったが，思い切ってThの学生時代のことを話すと，A子は目を輝かせて聞いていた。

第3期：16回〜24回（9カ月）

　A子の気持ちが安定してきたことや受験に向けて授業が忙しくなってきたため，面接は1カ月に1回程度になった。

　A子は，B君というボーイフレンドとつきあっている。少し不良ぽい感じの人なので両親には言っていない。B君のやりたいことに打ち込んでいる姿や，気持ちの揺れがちなA子をリードしてくれるところに頼もしさや優しさを感じている。B君のことを話す時のA子は，照れて恥ずかしそうで年相応なかわいらしい感じがした。

　大検受験後，自己採点の結果で大検に通ったことが分かった。両親は4年制大学へ行っても良いと言うが，本心はそうでないことが分かってしまうA子は，「自分の中に将来こうしたいというものがないのだから短大でいい」と思おうとするが，気持ちは割り切れない。大学に行かなくても良い会社に就職した人の話を両親から聞くと，A子は落ち込んで大学に行きたい気持ちまで揺らいでくる。また，自分の希望を通せば，入学後の勉強や手伝いなどに完璧を求められるのではないかと不安になる。担任は一浪すれば良い大学へ行けると言うが，浪人すればやっぱりだめな子と思われてしまう。このように，A子は進路の選択を目前に迫られて大変動揺する。Thは伝えることに迷いもあったが，面接の間隔があいていたので，〈A子さんが今したいことを一番大切にしてほしい。短大と4年制のどちらが結果的に良いかは，行ってみなければ分からないと思う。先のことは分からないもの，A子さんの人生だから自分の気持ちを大切に，人のために後悔しないで済むようにしてほしい〉と精一杯の気持ちを伝えた。

　次回，「4年制大学を受けることにした」と，以前から行きたかった大学

を受験すると話した。さらに,「大学に通れば父も許してくれると思うので, しばらく下宿したい」と言うので, Th は感心しびっくりしてしまった。進学に関して, A 子は一人で考え込まずに, 予備校の先生や友達などいろいろな人に相談して決めた。また, 母がA子の気持ちを理解して応援してくれるようになったことも大きな変化だった。

　母が実力試験の結果が悪いのに驚いていたという話から, 実力以上の期待をされるよりも, 本当のことを知ってもらう方が気が楽である。人に頼まれると断れず, 本当は嫌なことでも引き受けてしまい, ちゃんとやらなくてはいけないと思って負担になる。いろいろ頼まれているうちに友達同士のトラブルに巻き込まれてしまう, など人の期待に沿って行動してしまうしんどさや, 人との距離がうまくとれないことが話題になった。面接室では表情が豊かで, 感情がよく表れるようになってきている。

　大検に通った時には心から嬉しそうに報告してくれた。自己採点以降, 自分だけ通ったら他の人に悪いとかなり気にしていたので, 素直に喜んでいるA子にTh はほっとした。A子は通知を受け取った時, 嬉しくて泣いたと言う。母も嬉し泣きし, 父もしみじみと喜んでくれた。予備校でも他の人に悪いという気持ちは忘れて自然に笑みがこぼれた。落ちた友達も心から喜んでくれた。「高校合格の時はこんなものかという感じだったが, 今度は嬉しさが全く違う。みんなより一足先に高校を卒業したから」とかけたパーマは, とても似合っていて大人っぽい雰囲気さえする。進学に関しても追いつめられた感じがなくなり, 大学に今年通らなければ翌年でもいいと思う。また, 「両親が随分認めてくれるようになった。家に帰ってああ疲れたと言って食事をするとほっとする。三人でテレビを見て同じところで笑ったりすると楽しい」と, A子にとって家庭がくつろげる場所になってきつつある。他方, 進路が決まったり, 故郷に帰ったりして, 仲間が別れていく寂しさをひしひしと感じる。学校でひとりで過ごすことも多く, どこかのグループに入るように言われることもあるが,「表面的に付き合う仲間には加わりたくない。気持ちはひとりではないのだから, 自分が嫌だと思うのに相手に合わせてま

で付き合わなくてもいいと思う」と自分の考えを通すところもでてきた。

　受験勉強のため面接はしばらく休みとなり，大学受験後A子から連絡をくれた。「大学に落ちてショックも受けたが来年もあるので」とさばさばした様子だった。アルバイトも見つけ，その申し込みに親を頼むちゃっかりしたところもあり，話をしていて余裕が感じられた。初めて会った頃とは別人のように，すっきりしてきれいになったという印象を受けた。「前のようにいろいろ思い悩まなくなった」ということで，終結した。

IV　考　察

1. 症状をめぐって

　親からの分離が大きなテーマになる思春期を比較的スムーズに乗り越える子どもたちもいるなかで，A子が激しく悩み混乱したことをどのように理解すればいいのだろうか。まず，家庭的な背景について考える必要があると思う。A子は躾に厳しい両親の一人っ子である。母親は病弱で，特にA子の乳幼児期には身体の具合が良くないにもかかわらず，誰の助けもなくA子を育てなければならなかった。このような守りの薄い不安定な状況が，A子が幼少期に病気がちだったことと関係すると思われる。また，母親は病気や父親とのことでイライラし，A子に対して感情的になったり細かなことまで支配的になりがちだった。そして，父親は母親の病気や気持ちを受けとめる余裕がなかった。A子は幼いころからこのような両親の不和や不安定さを感じ取って，「父の前で明るく振る舞い，母の具合が悪いことを父に気付かれないように気を遣わ」ざるを得なかったのであろう。一人っ子で気持ちを誰とも分かち持つことができなかったことや，自営業であるため経済的な不安定さがそのまま伝わってしまうことも，A子の不安を大きくしたように思われる。こうした状況の中で，A子は言うことをきかないと見捨てられるような不安を持つようになったと考えられる。

　A子は「今まで途中でやめたことがない」「学校は行くもの」と思ってい

たように、親の価値観や規範をそのまま取り入れて、がんばっているという思いさえなく親の期待に添い続けてきた。幼い頃から続いている頭痛は、子どもである自分の気持ちを抑えてきたために、身体に症状が出たものと考えられる。このようにいわゆる良い子でいることによって、A子は厳しい両親に認められることができたとともに、父親と母親を繋ぐ役目もしていたように思われる。しかし、A子自身は本当の意味で愛され、受け入れられた感じを持ちにくかった。つまり、母親に依存して安全感を得ることや、親子関係のなかで失敗したり悪いことをしても認められる経験は乏しかったといえよう。そして、思春期になっても両親はA子に言うことをよく聞くおとなしい女性像を望んだが、A子の求める自己実現とはかなり隔たりがあったことがA子を苦しめたと考えられる。

　A子が高校進学や部活で自分の希望することをやり、それを続けることができなくなった時、A子自身かなり強い挫折感を感じたであろう。その上、母親に言うことを聞かなかったことを厳しく指摘されたことは、A子にとって非常に怖ろしい体験となり失敗感を強めることになった。それによって、幼児期の母子関係における葛藤と支配的で怖ろしい母親のイメージが再燃し、無力感から来所以前の神経症的混乱が引き起こされたのではないだろうか。また、たび重なる再適応の試みがうまくいかなかったことが、いっそう混乱を大きくしたと考えられる。しかし、両親がA子から目を離せなくなり、A子は命をかけることによって、生まれて初めて親を自分に引きつけ振り回すことができた。A子にとって本当につらい体験だったが、結果的には安全感の回復などができたので、面接では思春期的な課題に取り組めたと考えられる。

２．A子の心理的自立をめぐって―面接の流れに沿って―

　A子は母親との関係と同じように、友達にも自分を抑えて相手に合わせるという関わり方であった。「喧嘩になりそうだったから部活をやめた」というエピソードからは、人との深い関わりを避けざるを得ない、他者への安心

しきれなさがうかがえた。Thに対しても，当初高校生とは思えないほど気を遣い，礼儀正しかった。人に対してほっとしたり，気持ちをゆだねられることがA子にとって大切なテーマだったと思われる。

　予備校へ行くことへの不安は，高校登校に2度失敗したための不安だけでなく，親の理解を得られないまま自分の希望を通した場合，失敗が許されないという恐れもあったと思う。しかし，悩みながらも挑戦できたのは，A子のエネルギーと自我の健康さであろう。母親のぎっくり腰は，A子を引き留めようとする母親と，親から離れて自立に向かおうとするA子を象徴的に表すような出来事だった。予備校の友達はA子にとって新鮮な刺激となり自分の意志に目覚め始めるが，第1期では親の意向が気になり親に否定されれば「仕方ない」とあきらめざるをえない。

　第2期に入り，傷ついた経験を持つ予備校での友達との交流を通して，仲間としての付き合いを経験していくことができた。クラスメートからの嫌がらせという不登校の引き金と重なる危機的な体験を，友達の支えで乗り越えたことで，たとえ弱い自分を見せても人は自分を見捨てず信頼できる感じを持てたであろう。こうした仲間との関係のなかで，これまで相手と自分という二者関係でしか他者と関われてこなかったA子が，三者関係的な対人関係を体験することができた。こうしたことが，以後，密着した母子関係に父親が登場する一つの素地になったと考えられる。また，この時期にA子が面接時間の変更のたびに必要以上に謝ることについてThと話せたことも，安心して気持ちを出せる体験につながったであろう。

　A子は，友達の在り方に気持ちを揺さぶられ「どうして私だけが言うことを聞かなくてはいけないの」と親にぶつかれるようになっていった。そして，親に「合わせて，あきらめて」きたために「小さい頃からだだをこねたこともなかった」自分に気がついていく。さらに，父親の肯定，否定の両面が見えるようになるにつれて，甘えてみたいという気持ちが起こってきた。これまで無意識にこういう気持ちを抑えてきたA子にとって，はじめて思い切って口にした依存感情を父親に受け入れられたことが大きな転機になり，ゆと

りを持って親離れを考え，今の自分を受け入れられるようになっていった。

　思春期の女性のケースでは，母親との関係がテーマとなることが多い。しかし，A子の場合，気むずかしくて怖い存在として意識されていた父親が，安心できる存在へと変容したこと，つまり，父親イメージの変容が重要な転機となった。このことをどう理解すればいいか，ここでは考えてみたい。母親が病弱で不安定なため頼るに頼れず父親に依存したという見方や，対象が父親か母親かという点よりも親との依存関係が感じられることが重要であるとの考えもできるが，それでは十分ではないように思われる。牛島は，A子が呈したような前進も後退も許されない精神状態を，前思春期の母親拘束の強い母子関係に起源をもつとして「前思春期ドルドラムス」と名付けて概念化している。そして，この状態の克服には，支配的な母親からの救済者として「患者の内的世界に優しい道標を与えてくれる父親イメージが登場すること」[1] が必要であると述べている。つまり，前思春期心性に問題を抱える場合，温かな父親イメージの創造がなされるとそれが母親からの自立の支えになるということで，A子の場合もこのように理解することが適切ではないかと思われる。さらに，患者によって創造された父親イメージは「後々人格構造の一部を形成して精神生活の一つの柱になり，青年期の最も大切な心理過程である自分の世界の創造と密接に結び付く」[1] と，その重要性が指摘されている。

　第3期では，ボーイフレンドができ，親に秘密を持てるようにもなり，親との境界ができて精神的な意味で自分の世界を持てるようになり始めた。大学選択を目の前にして親の意見に気持ちが揺らぎ，不安定な精神状態になりかけた。しかし，その時に母親の理解と応援が得られ，母親とのつながりを再確認できたことで，A子は自分が行きたい大学に進み下宿もするという一人立ち宣言といえるものができたように思われる。母親面接による母親自身の変容（A子の価値観を認め，A子の自立後の夫婦の在り方について夫と共に考えられるようになった）に助けられながら，A子自身が親を揺さぶり，親の在り方までも変えていったようにThには思われた。また，不安定になっ

た時に，A子が一人で抱え込まないで，予備校の先生など周りの人たちの力を借りられるようになっていたことも，大きな変化だと思われた。そして，無理をして人に合わさなくても自分は自分と思えるようになり，自分を支えるイメージが内在化してきたこともうかがわれた。

　目上の人に頼まれると断れないことやA子の能力に比べて自己評価がやや低いことについては十分に話せたとはいえないし，他にも気になることはあると思われる。しかし，一般に思春期面接ではすべての問題を解決することより，大きな山を越えられ現実に適応できたところで，以降の発達に期待して終結することが多い。本人の希望と自然な発達のラインに乗ったところで終結とした。

V　おわりに

　A子の場合，一人っ子ゆえの親離れの大変さがいろいろとあったと思う。自立に向かう気持ちとともに，親から離れることが自分だけでなく親にとっても大丈夫かどうかという思いもあったように思われた。そこで，筆者は，気持ちに無理の少ない親離れをA子と考えてみたかった。その一方で，なんとかA子の後押しをしたい気持ちもあって，時には自分のことを話してみたりというように筆者自身を出して関わっていたと思う。当然そういう関わりのマイナス面も見ておかなくてはいけないが，今思えば，A子と同じように苦しい思春期を体験し通り抜けることができた女性として，筆者からA子に伝わったことも多かったかもしれない。自分の世界を見つける心の旅に筆者を同行させてくれたA子に心から感謝している。

参考文献
1）牛島定信（1988）思春期の対象関係論　金剛出版
2）小此木啓吾編（1980）青年の精神病理2　弘文堂
3）菅佐和子（1988）思春期女性の心理療法　創元社

コメント３　あるべき娘像に縛られていた　　　　　　　　一人っ子Ａ子との面接

滝口　俊子

　Ａ子さんは２度目の高校１年生の混乱状態の時，「Ａ子と同じように苦しい思春期を体験し通り抜けることができた」カウンセラーと出会って，「自分の生き方」を見いだしてゆく。

1

　この事例について幾つかの側面から考察したいと思うが，まずカウンセラーの優しい態度に注目したい。24回の面接におけるカウンセラーの言葉として報告されているのは，以下のとおりである。
　〈やめるの，つらかったね〉
　〈初めて無駄にしてしまってつらかったね。こんなこといったらＡ子さんの気持ちに反するかもしれないけど，人生には無駄も大事なことがあるんじゃないかなあ。今，無駄なように感じていることも大切で意味があるかもしれない〉
　〈学校に行けていてもＡ子さんの中に重く苦しい気持ちがあるのでは〉
　〈ご両親とのことも枠をはめられているみたいな感じではないかしら。そういう気持ちの重たさから楽になっていく方が，Ａ子さんが自分らしく生きられると思う〉
　〈とても謝られているような気がするけれど，私に対して悪い気がするのかなあ？〉
　〈わがままじゃないんじゃない？　私は迷惑と思っていない〉
　〈Ａ子さんの年齢では将来まではっきりしなくて，なんとなくこういうことがしたいと大学を決める人が多いと思う〉

〈今からそう言われたら，すごいプレッシャーだね〉

〈親に心配かけるだけが親離れではないし，一人っ子の親離れは難しいと思う。あまり心配かけないで，うまく離れて行ければいいんじゃない？〉

〈A子さんが今したいことを一番大切にしてほしい。短大と4年制のどちらが結果的に良いかは行ってみなければ分からないと思う。先のことは分からないもの，A子さんの人生だから自分の気持ちを大切に，人のために後悔しないですむようにしてほしい〉

と，精いっぱい伝えている。

これらのカウンセラーの言葉に，まず気づくことは，A子さんの自分らしくなってゆく難しさへの，共感である。カウンセラー自身の思春期の苦悩を通して湧き上がってくる深い共感，と同時に，どの言葉にも，A子さんの気持ちを尊重しようとする包容力がある。

カウンセラーの感じ方や考えを，教えようとするのではない。少し先を歩んできた先輩として，A子さんを優しく支えている。しかも，自分にとって助けになったことが，他者に適用されるとはかぎらないことを知っている，謙虚さがある。

A子さんの激しい動揺が治まり，自らの力で歩んでゆくことを，カウンセラーは信じて見守っている。

このような面接によって，A子さんに何が体験されたのであろうか。

2

A子さん自身の成長に，注目したい。

初回の暗い表情で思い詰めた様子に比べ，最終回，「前のようにいろいろ思い悩まなくなった」というA子さんを，カウンセラーは〈初めて会った頃とは別人のように，すっきりしてきれいになった〉と述べている

A子さんの幼稚園の時から続いている頭痛は，いつのまにか消えている。生真面目な友達としか付き合うことがなかった友人関係も，服装が派手で

一見不良のように見える，両親は良く思わないような人とも付き合うようになり，そんな友達の良さにも気づく。

さらに嬉しいことに，親友といえる友達もできて，「楽しいだけでなく悩みも話し合うことができ，相談室への来所も応援してくれている」という。

カウンセラーの深い確かな共感に支えられ，自分としてあってよいと思えるようになったＡ子さんは，友人との関係に柔軟さが生まれたのである。

3

次に両親の変化にも注目したい。

親子関係において気を遣い続けてきたＡ子さんであったが，最終回には，「両親が随分認めてくれるようになった。家に帰ってああ疲れたといって食事をするとほっとする。三人でテレビを見て同じところで笑ったりすると楽しい」という。

インテーク時には「家庭では厳格で，母親やＡ子が疲れた顔を見せるだけで，不機嫌になる気むずかしい面がある」と述べられている父親について，「最近，親って甘えても大丈夫かなって思うようになってきた」と，Ａ子さんの父親への気持ちも変化している。

持病のため寝込むことが多く，家事などに手を抜けずに，Ａ子さんに感情的になることもあった母親も，変わる。その途上，母親がぎっくり腰で動けなくなり，Ａ子さんが母親を世話するという関係の逆転が起こっていることも，特記すべきことである。

やがて，母親は「Ａ子の気持ちを理解して応援してくれるようになった」。

4

Ａ子さんは，このカウンセリング関係に至るまでに，かなり激しい「揺れ」を体験している。そして収束に向かおうとする時に，このカウンセラーに出

会うという，幸運に恵まれた。
　自分であることを受けとめてくれる新しい対象と向き合うことによって，ありのままの自分であることができたのである。
　A子さんが思春期を通過する時，両親はそれまでの子育ての総決算に対峙することになり，親たちにとっても成長の機会となった。
　思春期に多かれ少なかれ体験する「揺れ」を，抱える器（環境）としての在り方を，考えさせてくれる事例である。

おわりに

　自らの思春期を苦悩を抱きつつ通り抜けた，感性豊かなカウンセラーによって，A子さんの歩みが尊重された。
　思春期は，春の嵐であり，双葉のように桜貝のように美しく脆い。
　温かい守りの中で，親たちから自立し，次ぎなる発達課題である「おおやけの場で個性を発揮する」ことへの準備を始めるのである。

コメント3を読んで

滝村　裕子

　あたたかいコメントをありがとうございました。コメントを読ませていただいて，今と面接当時を思いが行き来し，いろいろな連想が湧き上がってきました。「A子と同じように苦しい思春期を体験し通り抜けることのできた」女性カウンセラーである私と，思春期の「揺れ」の中にいるA子さんという観点から振り返ってみたいと思います。

1

　A子さんは，私にとってはじめて出会った思春期のクライエントで，とても心に残っている。A子さんの面接を始めた頃は，私自身が自分の問題に一段落をつけることができ，青年期後期にさしかかったところだった。だから，思春期には苦しい混乱する時期があっても，いつかは通り抜けられるということを，実感として感じていた。同じように揺れを抱えていた女性として，A子さんの気持ちを自然に理解できたように思う。しかし，その一方で，自分がA子さんより「少し先を歩んできた先輩」であるということを，カウンセリングの中でどのように生かせるのだろうかと，考え模索しながら面接をしていた。

　そのことをもちろんA子さんは知らないが，カウンセラーがこうした実感をもてていることによって，A子さんに伝わるものも多かったのではないだろうか。また，「A子さんの激しい動揺が治まり，自分の力で歩んで行くことを，信じて待っている」ことができたのではないかと思う。滝口先生がコメントの1のところで書いて下さっていることは，このあたりのことと重なるように思われる。

2

　守りの薄い環境で育ち，思春期を迎えた少女（女性と少女の間くらいの表現があるといいのだが）が，揺れを自分で抱え，その人の能力を活かした生き方を見いだしていくのはとても大変なことである。それまでの守りが薄ければ薄いほど，思春期以前のいろいろなテーマも抱えなくてはいけないし，思春期的な揺れも大きくなる。そうしたときに，心の中で寄り添って一緒に歩いてくれる誰かに出会えることは，大きな支えになるだろう。それがＡ子さんのカウンセラーとしての私の役目だったように思う。

　Ａ子さんは，共感はしつつ，しかし，一緒になってひどく揺れたりはしないで同行するカウンセラーがいることで，本来もっている力を発揮して，自分の道を見つけていける人だった。ただ，Ａ子さんの他者に対して気を遣う面が，治療関係の中でカウンセラーへの配慮となっていなかっただろうかと，今も気になっている。

3

　滝口先生のコメントに，家族などＡ子さんの生きている状況全体を視座に入れて，見守り育む温かさが感じられた。それは思春期のクライエントに会うときに大切な姿勢だと思う。当時は，私自身のテーマと重なる部分が大きく見えていたのかも知れないが，Ａ子さんが自立し，Ａ子さんらしく生きることに関心の多くがあった。そのことについては，今でも間違ってはいなかったと思う。しかし，カウンセラーとして，もう少し全体に視野を広げてゆったりと存在することが大切だったと，今振り返ってみて思う。

　自分にとって思春期が遠くなったぶんだけ，ゆとりができるのかもしれない。しかし，思春期のクライエントに会うときには，自分の思春期を置き去りにはできないとつくづく思う。

4

思春期拒食症

大林　純

I　はじめに

　本事例は初診時小学校6年生，神経性無食欲症（初潮前）の女子である。心理療法は早期に良好な治療関係が成立し，22回と極めて短期に一定の改善をみた。その理由としては，主として以下のような点が考えられる。

　第1に，クライエントが前思春期という発達途上にいたことである。一般にこの年代のクライエントにおいては，その発達課題に伴う不安と病理との識別と相互関係を明らかにしていくことが重要であるといわれている。本事例においても，健康な範囲のものと考えられる部分と，クライエント特有の病理として考えられる部分が観察された。

　第2に，神経性無食欲症ということで受診し，受診当初の"やせ"はかなり深刻であった（24キログラム）が，心理療法で得られた内容から，その精神発達は神経症水準のものと考えられた。一般的に，神経性無食欲症の精神病理として，女性性や成熟の拒否があげられている。本事例の場合も同様であったが，加えて，攻撃性の内向と取り入れの失敗が拒食につながっていることが理解された。

　第3に，この年代に心理療法を行う際に，プレイを中心とした非言語的交

流によるのか，言語交流を中心としたものにするのかが問題になる。このクライエントは知的に高く，言語表現能力が優れていたために，1対1の対面法による面接が可能であった。

第4に，この年代の女子と，母親と同年代の治療者の組み合わせが，治療を促進した側面がある。母親と同年代である治療者に，初期は母親転移を向けてきたが，現実的な治療者の部分も取り入れることができたため母親とは異なった人物としての同性同士である治療者との間で，新しい対人関係の経験を早期に作ることが可能となった。

以下に心理療法過程を報告し，考察を試みたい。

II 症例K

1．主訴および受診経過

本事例は，神経性無食欲症発症より3カ月を経過して受診。母親の知人より当院（開業クリニックで，精神科以外に内科・小児科も併設，自費診療は行っていない）を紹介され，初診時は母親と二人で来院した。Kは数日前に，母親が体重減少を気にし，婦人科を受診させられ，注射を2回受けている。3カ月前に32キログラムの体重が24キログラムに減少し，Kは「このままだと，お母さんから体力作りのプールを止められるのでいや，もう少し肥りたい。でも食べたくない」と語る。

主治医による診断は，神経性無食欲症（DSM-IV・制限型）で，初診後Thに対し，①初潮を前にした少女の不安・葛藤を扱うのに，同性の治療者の方が安心感を持ちやすい。②拒食に対しての神経症的葛藤が中心と思われるし，"やせ"も強いので，アセスメントも含めながら，なるべく早く心理療法に導入してほしい。③母親は，おおざっぱな感じの人で，子どもの繊細な気持ちを丁寧に聴けず，食事をとらないことばかり主張する人。④身体的管理については，主治医が適時行う。⑤家族間葛藤については，主治医の方で調節する。という説明と指示があり，外来での心理療法を開始することにした。

今回の症例は，心理療法が主な目的になっており，強いて言えば1回〜3回セッションがアセスメントに相当すると思われる。

2．家族構成

父親（F）37歳，自家用車の販売業をしており，日曜出勤が多く，帰宅時間はしばしば深夜になる。

母親（M）34歳，保母

妹　3歳年下。

3．治療経過

（以下「　」はKの言葉，〈　〉はThの言葉。Mは"お母さん"，Fは"お父さん"を表す）

第1期

1回：初診日より3日後に来院。面接室に呼び入れると，落ちついた大人っぽい態度で入室する。服装は白いTシャツに黒のスパッツ。小学6年生にしては小柄で頬はこけ，骨が目立つくらいやせていて，生気がなく，野球帽を深くかぶっていた。初対面なので，まずThが名乗り〈主治医から面接についてどう説明されていますか？〉とたずねると，Kは「いえ別に」と答える。Thが，治療構造（心理療法は週1回，45〜50分，90度対面法，面接後，主治医と本人，父または母との同席面接）の説明をし，この場はKの気持ちについて話し合うところで，ここでの話の内容は一切主治医や両親には伝えられないこと，たとえば学校の行事への参加の可否など，現実的な事柄については，主治医に相談してほしいこと，主治医に報告した方がよいとThが判断する事柄については，事前にKに了解を求めることを伝えた。また，ThはKについてはほとんど知らないので，Thから質問することもあることを伝えた。次に〈病院に通ってくることについてどう感じているの？〉と治療動機を問うと，Kは「別にいやじゃないし……まあ連れてこられたけれど……

話を聴いてもらえるのは嬉しいし……」とあいまいに答え，自分で判断できない様子だったが，Th が〈どうしましょうか？〉と返すと，「やってみる」と答えた。Th が〈何から話しましょう？〉と聞くと，K は「自分のこと」と答えるが，言葉が続かず，「何を話していいのか……」としばらく沈黙した後，「M は食べろというが本当は食べたくない。4月頃に肥っているなと思い食べなくしていたら，2カ月後頃よりどんどん食べられなくなった」という。〈肥りたくなくなったのは？〉と聞くと，「皆から見て肥っていると思った。あこがれている女の子は皆スタイルが良くって明るい子」という。淡々とうつ向いて喋る K の態度について〈喋り方はいつもこんなに元気がないの？〉と Th が確認すると，K は「こうなって自信もなくなって……」と答え，Th が〈大人っぽい感じね〉と伝えると，「よく言われる。親戚が多く，いとこは皆年下，躾られたと思う。人前に出た時は礼儀が大切だから」といい，ため息をつく。Th が〈少し疲れたの？〉と聞くと「長く話すのは得意じゃないから」と言いつつ，「妹のことでゴタゴタしている。中耳炎がひどく，この子は死ぬと言われたせいか躾られていない。私が妹を躾ようとするとMがそれは私のやる事だからお前はいいと私をにらんだり，たたく。妹には怒らないことを私には怒り，M の事がよく解らない。妹の方も私よりぶたれているのに M から何を言われても平気。私はビクビクして怒られると恐いから喋らなくなった。夫婦喧嘩もよくするし，F の立場は弱いからいつも M の勝ち。喧嘩が始まると妹と2階に上がって机の下でビクビクしている。私，やせちゃったから，なお M はイライラして私をたたく。外出して何か気に入らないことあると，車の中や家に帰ってから二人をぶつ」と，母の虐待について一気に語った。Th が〈ここで M がぶつ話をしたことで，何か不安にならない？〉と確かめると，K は「M がいないと生きていけないし，M には好きなところもあるし……何でも話していらっしゃいと言われてきた」と答えた。

2回：母への両価的感情が主に語られる。

K は，「最近 M がぶたなくなった。私も M に初めてすぐ怒る，こわい，嫌い，と話せた」と M との関係を報告した後，「M は忙しくって家の中はゴタ

ゴタしている。妹もMも私もパニクっている。Mが妹に時間をとれない。過保護にしてきたせいで手のかかる子。私にも同じように手をかけたのかとも思う。妹は泣き叫び，Mはあくせくする。私がやりたいこと，やりたくないこと，やらなくちゃいけないこと，自分で決めることをMに決めてもらいたいと思うことすべてゴチャゴチャしている。前よりMと話をして，何とかやっているという感じ」と，混乱したMへの感情や自分の情緒を語る。〈Mにどうなってほしいの？〉に「ゆとりがあればやってほしいことあるけれど，今のままでいい」というので〈物分かりがよくって，ある所は大人と対等になってしまうのね〉と指摘すると「経済的には世話になっている。いとこの中で私が一番年上で，Mにとっては初めての子ども，自己中心的で自分の事は自分でしなさいというタイプのMだから，Mに迷惑かけたくない。毎日毎日生きていくことに必要な事をMはやっているんだと思う。Mのすぐにたたく所はいやだけれど，Mは偉大，やりたくないと言っていても結果的にはやっている」と母の事を両価的に語る。〈何かあきらめがあるのかしら？〉と聞くと「押しつけだけではなく，しょうがないなという感じ」と答え，〈ほっとする時間はいつ？〉の問いに対して「お風呂に一人で入っている時と少女マンガを読んでいる時」と答える。

3回：妹への envy と幼少時からの"さみしさ"を主に語る。

「妹のことを私がくどくど言うのでMに注意される。食事中も自分は食べられないくせに妹にあれ食べろこれ食べろと言うのはやめなさいと言われる。Mは食べなさいと私には言う。妹のことがうらやましい。Mは必要な事は自分が言うと言うけれど，言わないのでつい私が言ってしまう」と不満を述べるので，〈妹にMがあれこれ言わないことについてどう感じるの？〉とたずねると，「妹はMの言うことをきかないけれど，肥っているから」と答える。この後，0歳から3歳まで母方の実家に昼間預けられていて，Mの兄弟，祖父に面倒をみてもらっていた話，Mは実家で子どもをたたくなと言われ，Kをにらんでいた事を語り「Mの実家に迷惑をかけてきた」という。〈迷惑をかけていると誰かに言われたの？〉に「言われたわけじゃない。野菜やお米

をもらって……気を遣ってくれた」というので、〈Kは周りの事に気を遣いすぎるみたいね？〉と言うと、「そう言ったって、迷惑をかけていると思うもの」と強い口調で言い切るが、シクシクと泣き始める。〈どうしていいか分からなくなっちゃった〉と共感すると「うん」と答えて泣いている。

1回～3回のまとめ（心理アセスメントを兼ねて）

全体的には、男の子のような容姿で、うつ向き加減に喋る態度は大人っぽく、しっかりしていて、知的で苦労性の子どもという印象であった。面接に対する不安と緊張があったと思うが、Thの質問をよく理解し、頭の回転も良く、応答は的確であった。Thは言語的交流を中心とした心理療法が可能であると判断した。

健康であれば、この時期は同世代の仲間同士で共感し、親に対して秘密を持つことで第二の分離・個体化の過程が進む。Kの場合、そのような家庭外の人間関係を持つことに失敗していた。その結果、"拒食"という方法で自己表現し、周りをコントロールしようとしていると思われた。背景には、母親に対する両価的な感情があった。母親のネガティブな面を否認し、母親に甘えようとしても受け入れてもらえず、母親に同一化して、妹を躾ようとしても認めてもらえず、Kにとって母親に接近する道は閉ざされてしまっているようだった。Thは、家庭の中で神経をピリピリさせながら、周りの状況を丸くおさめるために常に状況を察知している大人びた姿と、一人でいる時しか子どもらしくほっとできない、いじらしく、さみしそうなKの姿を想像し、"ここまで一人でかかえ込んで頑張らなくてもいいのに"と感じた。しかし、母親に不満を言えたことで、母親は変わってくれた（たたかなくなった）。Kは、自分の言動で人は変化することもあるのだということを実感したようだった。

また、生育歴などから、主に以下のような理解が得られた。①患者は生得的に知的能力が高く自律的であった。その防衛の中心は、比較的高水準の知性化、合理づけ、抑圧などであると思われた。②Kの自律はむしろ"早すぎた自律"であった。③祖父や保育園などの適切な代理母としての機能が提供

され，基本的信頼関係はかなり獲得されていると思われる。④影の薄い父親イメージと，現実的でたくましい母親のイメージという両親像が認められる。⑤学校生活の中で，周りの女の子たちが女の子らしく変化していく様子を自分と比較し，自分のあり方に混乱が生じた。

　Kは，女性になること，大人になること，生きていくことに必要な母親の取り入れに失敗し，分離・個体化のつまずきをかかえているのではないかと推察された。

第2期

4回〜5回："拒食"症状が改善されつつあることが明らかになり，本来の自己が見えてくる。

　4回：「昨日よりいろいろ食べたくなって2食分ぐらい食べた」「登校日は宿題をやってなかったので行きたくなかったけれど，行ってみると担任に宿題はできるだけでいいと言われほっとした。今までやる気が出なかったのに急にできるかなと思えて，2日間で作文と図工を仕上げた。すごいでしょ」と初めてうれしそうに話す。〈すごいね。少し元気になったのかな？〉とたずねると，「よく分からないけど少し元気になった」と言う。〈前回Kが半ベソかいていたのをみてThは少し安心したのよ〉とKの素直な感情を支持すると，「Mは前はあまりかまってくれなかった。妹は甘えたいと飛びついていく。ペトペトする。私はあまりそういう事をしない」と言うので〈妹の方が気持ちを行動に現しやすいのかしら？　Kは我慢の子かな？〉と指摘すると，「どっちかって言ったら」と答え，「妹がかわいがられていると思うと，自分なんていない方がいいと思ってきた。いい子でいないとMに迷惑をかけてしまう。Mに"黙れ，静かにしろ，迷惑でしょ"という眼でにらまれて躾られてきた。以前は恐くてMの眼を見られなかった」と気持ちを語るようになる。〈いい子でいることが身についてしまったKが自分を表現することは大変で，どうしていいか分からないでしょうね〉に「そう。でも最近はMが私を認めてくれたというか，私も甘えらるようになってきた。本当の私は優

柔不断。100円のお菓子もどれにするか決められない。そういう自分にイラつく。悩んじゃう」と自分に対する不満を語る。

5回：「学校が始まり，給食も普通に食べられている。運動会で走って負けちゃうかもしれないけれど走るつもり。物心のついた時から何でもやれる自分だった」と言い，ため息をつく。「夜中まで勉強している」と言うので，〈少し頑張りすぎ？〉と聞くと，「そうですか，皆やってますよ。でも疲れた」と言いながら，「こうやっている間にも宿題あるし……」と言う。〈あれこれできるKだったから親から期待されてしまう？〉に「もう親は期待していませんよ」と答えるが，再び，「こうやっている暇があったらやれることたくさんあるし……」と語る。

4回～5回のまとめ

Kは初めて，抑うつ的な大人びた態度ではなく，子どもらしい表情で気恥ずかしそうに「すごいでしょ」と表現し，ThもそういうKをかわいいなと感じた。いい子で，大人に無理して同一化することで，母親から見捨てられないように，認めてもらえるように適応してきたKの"頑張り"が少し緩和され，それと同時に自分の中にある甘えも表現できるようになってきたと感じられた。しかしその一方で，自分の中にある甘えたい気持ちと，やっぱり自分で頑張りたいという両価的な感情を処理できずに，夜おそくまで勉強をするなどの行動で解決しようとしていた。Thに対しても，自分をもっと出してもThは受け止めてくれるのか，拒否しないかという，Thを試す気持ちも動いているようにThには感じられた。

第3期

6回～7回：面接継続をKが自ら決定し，個体化が進んでいくスタートになった。

6回：「ここに来る事は，来たい来たいというわけではないけれど，自分のために続けることにした」と言うので，Thは〈まだKの頑張り過ぎが心配だから，話し合いは続けた方が良いと思う〉と伝える。「小1から皆の後

をついていくだけだったし，学童でも自分のことを出せなかった。顔が動物のぬいぐるみに似ているとからかわれたり，物を隠されたりしていじめられた。私は言い返さないし，いじめる方は面白かったんだと思う。今度運動会で副団長になり少し目立ってみようと思う」という。「私はやさしくって，知的で活発な女性にあこがれる」と語る。

7回：髪を切って来院。「あんまり短くすると男の子っぽくなっちゃうから……」と恥ずかしそうに言う。運動会の様子を生き生きと語り，「徒競走は最下位だったが精一杯やれたと思う」と言う。自分の保育園時代のアルバムと絵を持参し，「昔はピンクや赤・黄色といった色の洋服を着ていたんだ」と再確認したり，「お姫様の役もやった」と語る。そして透明感のある青や緑が基本で，その中に明るい色彩を使った，どこかさみし気ではあるが，創造力に富んだ動きのある絵を得意気に見せてくれた。

6回〜7回のまとめ

Kが面接を続けることを自分の意志で決めてきたことを尊重し，Thはそれ以上深い解釈は行わなかった。ここで早期の母子関係にまつわる葛藤を扱うことも可能だったとは思うが，ThはThに向けられている新たな理想化された転移と，学校の中で自己主張の試みが認められることを大切にしたいと考えた。そして，Kは自分の過去を振り返る作業を通して，女の子らしく，かわいらしさのあった幼児期の自分を肯定的に再認識し，受け入れようとしていた。Thに対しては，あたかも万能的一体感を求めているかのように，自分のすべてを知ってほしいと願ったが，言語的な手段だけでは不十分のように感じたらしく，アルバムを持参したのではないかと考えられる。

8回〜9回：両親と同室で寝起きしていることが明らかになる。

8回：「体重が4キログラム増え嬉しい。食事がおいしくってつい食べてしまう」と報告する。「寝不足。11時頃ふとんに入るが眠れない。5歳頃までぬいぐるみを抱いて寝ていた。妹はMをぬいぐるみの代わりにしている。私も前はMと一緒に寝たかった」と語り，Thが家の間取りを聞くと，「書き

ましょうか」といい丁寧に見取り図を書き，同室に家族四人で寝ていることが明らかになる。〈皆の様子がすぐに分かるね〉と指摘すると，「そう」と答える。Ｔｈの方からＫに〈そろそろ一人部屋がほしいのではないか？〉と問うとＫも「そう思う」と答え，主治医にこのことを伝えることをＫに了解をとる。

9回：「Ｍは主治医の前では部屋の引越に乗り気ではなかったのに，急に掃除を始め，私は一人部屋になった。自分の好きなことができていい気分」と語る。「Ｍは自分が働かないと食べていけない。精一杯やっているのだからグチを言うなら働いてみなさいと私に言ってきた。協力しないと生きていけない，見捨てられると思ってきた」と語る。

8回〜9回のまとめ

Ｍと一緒に寝てみたいというＫの気持ちは，安心感やぬくもりがほしいという依存欲求と考えられるが，Ｋはそれをストレートに表現することができず，その代わりに父がパンツ１枚で歩くことを報告した。Ｋの話し方や，見取り図を書いている雰囲気から原光影についてＫが想像している様子がうかがえたので，Ｔｈの方から将来は別室に寝ることを提案してみた。これは環境を調整（外的構造化）することで不必要な性的刺激をさけることを意図した提案だった。主治医とＭとＫの同席面接でも"同室の問題"について指摘が行われた。その際，Ｍは中学３年まで両親と同室であったと語ったという。しかし，翌日には一人部屋が実現し，Ｋは「いい気分」と言うわりには，全体的に抑うつ的な雰囲気で来室し，一方では分離不安が強くなっているのではないかと推測された。

10回：Ｍの会議のためキャンセルの電話が入る。

11回〜15回：学校でも家庭でも孤独感があったが，学校での対人関係を通して，自己主張ができるようになり，客観的にみる力がついてくる。

11回：Ｔｈの方から〈前回休んで感じたことは？〉ときくと，「連れてきてもらっているので仕方ない」と言い，続けてすぐに「学校の皆は私のことを

心配してくれて嬉しいけれど，自分としては普通のつもりでやっていても，"大丈夫？"と言われてちょっといや」という。〈特別にみられている？〉と聞くと「そう」「学校では勉強は皆をリードするタイプ，遊びとかは皆についていくタイプ。家系では勉強で目立つタイプの人はいない」と語る。〈両親とは違うタイプ？〉に「そう」と答え，「勉強できることは喜んでくれたけれど，でもFはいつも反応が遅いし，Mは忙しくてあまり気にしてくれなかった。私は負けず嫌いで勉強やスポーツを自分からやりたくて勝手にやったから」と答える。

12回：泣き顔で来院する。〈泣いちゃったの？〉に「うん」〈何かあったの？〉に「ちょっと……大したことないから……」と言うが，Thが沈黙していると「学校で私が大丈夫な時に変に皆は心配して，手を貸してほしい時に貸してくれない。掃除当番で皆は喋っていて，私が我慢してやっていても，掃除終わった頃に何かよく分からないけれど，"大丈夫？"という」と説明する。〈何て答えるの？〉と聞くと，「うん，大丈夫」と答えるという。〈何が大丈夫なの？〉に「体じゃないの。手伝ってと言いたいけれど，けんかになるのもいや。人のこと信じようと思ったのに裏切られた感じ。皆は大丈夫と聞いておけばいいと思っている。声かけたことで自己満足しているだけ。本当に人のことを考えていない」〈その時の気持ちは？〉と聞くと，「くやしい。でも自分からやる気のない人に言ったら命令になりそう。友達関係って何だろうと思う。口ばっかりの心配でそれは心配していないのと同じ，それでいやになって大泣きしてきた。学校に行きたくないと思う」と。〈Kに対する皆のイメージについて考えてみたいね〉と伝える。

13回：「今日，友達がやさしくしてくれて嬉しく思った」と報告するので，〈周りが変わったの？〉と聞くと「私の受け止め方が変わった。私にも同じような所があるのに，人の悪い所が許せなかった。"いや"と言わないで態度に出していた。同級生にいばっていて，上級生の言うことはきいていた」〈同級生になじめなくって浮いていた？〉と指摘すると，「そうそう。上級生の言うことはきいているのに，他の同級生の方がかわいがられていて，そ

れに嫉妬していた。前はいつも早くしなくちゃ，しっかりしなくちゃと切羽つまっていた感じ。前の自分も自分だけれど，今の方がずっといい。昔，仲悪くっても大人になってから親友になるというのは分かるような気がする」
「Mはたたかなくなった。自分の親だし，全部を嫌いなわけじゃないし，前は家にずっといてほしかったけれど，今は仕事をしていて家にあまりいない方がいいと思える」という。

14回：母の旅行中，Kが家事を担当して大変だったということが語られる。「Mは楽しくって帰ってきたくなかったと言っていた」と言うので〈それを聞いてどう感じたの？〉と聞くと，「娘と主人のいる事を忘れないでほしいという感じ」と答える。「私が肥ってきたので，周りは特別気にしなくなったし，自分の態度も周りの態度も変わってきた。人といると楽しい。以前はいやなことがあると一人でいたいと思ってきたし，プイとなっていたのが，もし何か気になることを言われても"だから何？"と聞ける」と説明するので，〈自信がついた？〉と聞くと，「うん，やらなくちゃいけないことがあってもやりたくない時は，"本当は私はやりたくないと思っているんだ。"と思える。でもやらなくちゃいけないことはやろうと思える。自分は自分」と語る。〈以前の面接であこがれていた女の子の話が出たけれど？〉と同一化の対象であったやせた女子のことについて確認をすると，「今結構仲いい。やせていてうらやましいけれど，相手のようになろうとは思わない。私は私だし，人それぞれ違うと思った」「今ちょっと自分を認められる。前は自分がいやで，人みたいになりたかったんだと思う」と言う。〈Kらしさとは，どんなふう？〉の問いに「前はボーイッシュがいいと言っていたけれど今は型にはめない。自分らしくなればどんな人でもいい。親子でも性格は違うはず，自分でできることをやりたい」〈随分いい答えだけれど，無理をしすぎていない？〉と確かめると，「大丈夫。やりたければやるし，やりたくないことはやらなければいい」と答える。ここでThは，Kは女の子らしい身体像に自己像を修正できつつあると考えて，第2次性徴への認識・イメージを共有しようとThの方から生理のことを話題にし，生理学的説明を加えなが

ら，Kの生理に対する理解やイメージについて聞くと，Mやおばが人前で平気で生理の話をすることと，自分の出産時，「羊水が出てしまいひからびて出てきたと聞いた」という。〈そのことをどんな風に感じているの？〉と聞くと，「普通に生まれたと思っていたのにちょっとびっくりした」と答える。

15回：「体力もついてきて，イライラしなくなった。マラソン大会で2位。スタート前の緊張が嫌い」という。〈どんな気分になるの？〉と聞くと，「心臓が飛び出そう。やっぱり順位を気にしている。あんまり悪い成績を取りたくない。私は結構ぬけていてドジもするのに……」と答える。〈Kは自分のことをドジと思っているのに周りはそうみない？〉と明確化すると「そうそう。でも私も少し鼻にかけていた。成績もいいから皆からうらやましがられていた。あんまりすごいと言われると，どっちもお互いに近づきがたくなる。私は努力しているのに，周りはそう見ない。むなしかった。頭いいだけでは人間関係できないね」と答える。〈周りがKのことをうらやましく思ったり，近づきがたいと思っていることを感じると，Kもそれを意識して，本音を出さずに皆の思っているイメージになろうとしたことは？〉と投影同一化の解釈をすると，「前はそうだったと思う。翼がちぢこまっていた」と自己像を語る。

11回〜15回のまとめ

寝室を別にされたことで，分離不安が高まり，Kはそれを友達関係を持つことによって埋めようと努力を始める。

Kには大人びていて，結果的に周りを遠ざけてしまうような態度と，皆から嫌われることを恐れている態度（投影同一化）があった。Thの解釈によりKは自分が背伸びをして無理をしてきたことを自覚すると共に，人にもいろいろな面があることを受け入れようとした。自分自身についてもドジをしてしまう駄目な自己像と，理想的な自己像と，他人からうらやましがられていると感じている自己像があり，それらの葛藤についてもまとまりをもって語られるようになり，外的適応の変化がもたらされた。

また，生理についてのイメージは，Mやおばの話から生々しく，グロテス

クなものとしてKはとらえていたが，それが少し修正され，自分が女の子になっていくことを受け入れつつあると思われた。"ひからびて生まれた"という表現は，ThがKに初めて会った時の印象とつながるものがあった。

第4期

16回～22回：面接終結に向けて，分離・個体化が進み，拒食の意味についても語り合うことができる。

16回：「アルバム委員になり，皆ともうまくやれているが，忙しい」「両親は病院にいつまで行くのかと言っている」と言う。〈Kはどう考えているのか？〉と聞くと，「私は3月頃までできたい」と語り，話し合いの結果，面接は週1回から2週に1回とし，残り5回，進学してからは1回電話をもちいることで合意する。

「やせた理由は皆から注目されたかったからだと思う。あこがれている人のグループに入りたかった」と語る。〈やせたことを振り返ってみて，どんなふうに感じるの？〉ときくと「ヤセすぎて結構恐かった。表情は暗かったし，イライラもしたし，ピリピリしていた。友達はやせたくて一日御飯ぬいたらダウンした。私は食べなくっても平気で，変だったと思う」と語る。

「両親は相変わらず喧嘩をしている。Mは別れてもいいと思っているかもしれない。私はMについていく。Fは私のマラソン大会のことも忘れていてほめてもくれない。Fのような人を私は選びたくない。働いてくれるのはありがたいけれど……」

「私は個性的になりたい。そんなに美人じゃないし，カウンセラーや声優か保母になりたい」といい，Thに「1日何人の人と面接をするのか？ 疲れないか？」とあれこれ質問をする。〈Thのことを気にするのは？〉と聞くと「将来のため。MやFのことは嫌いじゃないけど，自立することも考えているから」という。

17回：自らのアルバムを持参し，出生から5歳までの写真をみてThにあれこれ説明する。「結構愛されて育ったんだと思う。でも大人が周りに沢山

いた」と言う。

　18回：「年賀状をクラスの女子と先生に出し，ほとんど返事が戻ってきた。写真入りだったり，見ていて楽しい」「体重もやせる前に戻り，駅伝の練習もきつくない。友達とバカやったり，ふざけるのがとても楽しい」という。生理の話になり，「毎月だし，嬉しいかどうか分からないけれど，ならないと赤ちゃん産めないし……健康な女の子になった証拠。Mも隠さないし，トイレに生理用品がおいてある」という。

　19回：「他のクラスの人たちとも仲良くなった。時々口喧嘩もしている」と報告し，5歳以降のアルバムを持参し，「私ってすごく勝ち気だったと思う」と語る。

　20回：「以前は自分を気に入らなかった。顔は肉まんじゅう，性格も優柔不断，八方美人」と言うので，〈八方美人とはどんなふうになること？〉ときくと「人に合わせないと駄目だと思ってきた。嫌われたくなくって，反発したくっても言葉が出てこなかった。皆が喧嘩になるのでいやで，たまに発言すると，一人でしきるな，決めるなと言われ，いやな思いをした」と言いながら，ここ2年間現在までのアルバムを見る。

　21回：「私は元気。Mが熱を出している。Fも忙しくって帰りが遅い。たまには早く家にいてほしい」「相変わらず両親は喧嘩しているが物は飛んでこなくなった。いいかげんにしてほしい。Fは自分の意見をはっきり言わない人だからMに言い返せない」「学校の男の子も嫌い，ふざけてばかりいてあきれちゃう。ガキという感じ」。

　「前は早く大人になりたいと思っていたが，今は子どもの方がいい。何でもやってみたいし，まだ得意になれるものがない。もともと普通の両親の子どもだから」と語るので，〈そのことに不満があるの？〉と聞くと，「元々才能のある子にはかなわないけど，私は私」と答える。

　22回：卒業式の説明をした後に，「グッドです。中学の部活は体操に決めた。体操は好きだし，自分のできる範囲でやってみるつもり。髪型もショートカットは男の子っぽいし，Thのように髪が真っ直ぐではないから，伸ば

しすぎるとボワーとなるので，くくれるぐらいまで伸ばすつもり。これからは全部完璧は無理だから，何か取り柄がほしい」と言うので，〈光るものがほしい？〉と聞くと「そう。まあやってみて無理ならそれが私だから」と語る。〈体操は体重制限があると聞いているけれど？〉と確認すると，「もう大丈夫ですよ。体力無くちゃやれないもの」とはっきり言う。退室する際，Thに家庭科の授業で"誰かにプレゼントするために作る"という課題で作ったThのイニシャル入りの座ぶとんを，「Thはいつも座っているから使って下さい」と言って渡して帰る。

23回：TEL　中学生活について語る。

16回～22回のまとめ

　面接回数を減らしたい理由について，Kはアルバム委員会に面接が重なること，送迎している両親が忙しくなり，両親に迷惑をかけたくないと思っていることを上げた。これは親やThから離れたい，依存したくない，一人でやってみるというKの自立心の現れと思われ，結果的に面接終結の設定が行われた。母親に対しては以前よりも客観的にみることができるようになり，いたわりの気持ちも示されたが，一方では頼りないFを選んだ批判も語っている。父親に対しては，依存願望が近親相姦的欲求を刺激するために"自分のことを分かってくれない父親"として距離をおいている。「私は私だから，両親は両親で勝手にしてほしい」と言い，距離をおいたカップルとして認識するようになった。Thに対しては，Thの髪と自分の髪を比べて，"私はThと同じようにはなれないし，違っていていいんだ"と主張しているように感じられた。"座ぶとん"は面接の締めくくりであり，Thへのお礼と感じられた。

　また，今回アルバムを持参した意味は，現在の自己像と過去の自己像を比較しながら，それぞれを客観的に再確認する作業を意味し，よりまとまりのある自己像の確立に役立ったと思われる。

　学校では友人関係にも改善が認められ，男子に興味はあるが一方でちょっとバカにするという，この年代の女子の感じ方にありがちな態度がみられ，

自分自身を女の子として位置づけるようになっている。体操部を選んだことについて、Thとしては身体像に関係しているのではないかと少し心配したが、女性の体の美しさを表現できる種目でもあるので、Kの"大丈夫"という言葉を信じることにした。

Ⅲ 考 察

1．Kの発達水準・精神病理について

Kは12歳目前に、拒食症状が発症した。この時点で初潮を迎えていないのは、個人差もあるが、何らかの思春期的発達の遅れが関連していたのではないかと推測される。小学校4年生ぐらいまでのKは、特に顕著な身体症状形成は認められず、受身的な形ではあるが、概ね良好な友達関係を持っていた。思春期を迎える段階に入り、周囲に受身的に従うだけでは適応できなくなり、一方では自己主張したい自分を意識し始めたにもかかわらず、思うように自己表現できないことが次第に明らかになった。このようなKの葛藤は、母子関係の不安定さに基づくもので、攻撃性の適応的表現が困難であることの一つの結果ではないかと思われた。しかしKの場合、その言語表現の豊かさ、知的能力の高さ、情緒の豊かさ、対象を全体対象としてとらえることができること、などの自我の諸機能能力の高さから、人格構造の発達水準としては、神経症水準にあるのではないかと考えた。

2．治療者・患者関係について

乳児期のKは、母方の祖父に預けられ、幼児期は母の勤務先とは異なる保育所に預けられ、児童期も学童保育が利用された。このことから、Kにとっての母親は、"自分の母である母親"と働いている"保母である母親"という二人の母親像として存在していたことが推測される。したがって、自分の母親としてのみの母親から自分に関心を向けてもらったり、世話をされる経験が乏しかったと推測されることや、母を独占することは他の子どもたちか

ら保母である母をうばってしまうという考えから，結果的には聞き分けのいい子という適応態度を身につけ，家でも保育所でも問題のない"いい子"として過ごしてきたのではないかと思われる。Kは，母の援助を求めることに慣れていないし，母親は母親で人に子どもを預けてしまうことに慣れていた。潜伏期までの，祖父や学童保育の保母の存在は，このような現実の母親との関係を補う役割を果たしていたと思われる。そのような養育環境の中でKは，良い対象を取り入れ，ほぼ円滑な発達を遂げてきたと考えられる。しかし前思春期に入り，母以外の「安全な基地」が（学童保育の期限が終了）失われたところで，理想化された母親（したくないといいながら，それなりにきちんとやってしまう，職業人として働く）の部分と，同一化できない母親（たたく，自分のことを分かってくれない）の部分との葛藤が起こったと考えられる。治療場面でも，母と同年代であった治療者に対し，初めは母への両価的態度が投影され，Kも緊張して面接に入るが，母とは違い，つき放さない，おびやかさない，Kの語ることを黙って聴くという態度にふれて，思った事は何でも言っていいんだと感じ，後には母にも自己主張をすることができるようになったと思われる。治療者という"味方"を獲得したことで，現実の母親のnegativeな側面に対して対等に戦うことを可能にし，母もKの主張を受け入れて実際にKをたたかなくなり，Kはnegativeな母親像から解放されていったようである。

　KはThを新たな同一化対象として使用しはじめ，Thの解釈だけではなく，その態度や口ぶり，しぐさ，服装の好みなどを1つ残らず取り入れようとしているかのように，Thを凝視する様子が感じられた。

　また，Thが同性であったことから，たとえば生理についても扱いが容易であった。近親相姦的な不安を刺激することなくKが生理に対して抱いているイメージ，すなわち月に1回もあり，腹痛もあり，面倒くさい，わずらわしいという，単なる生物学的な理解を基礎にした無味乾燥だったイメージが修正され，母性につながる，健康な女の子に必要なものというイメージが語られるに至った。

一方，分離・個体化過程にまつわるKの葛藤が面接室で理解されたのは，セッション5である。それまでの母はKが自立をしようとすると，いさぎよくさっと手を引いてしまう傾向があった。たとえば，クラブ活動の選択など，Kが母親に相談したいと思うことについてはほとんど口をはさまない代わりに，相談にものらなかった。母親は，「食べなさい。その口のきき方はやめなさい」など，躾にまつわることや自分自身の不満についてはKの思惑を考慮することなく強い口調で一方的に吐き出していた。このことからKには人に甘えたり，依存することは許されないのだという考えが強く，一人で何でもやっていくことになり，Thに対しても手を引かれる前に自分から引く試みをすることになった。おそらく，再接近期の接近したり，離れたりを繰り返しながら徐々に分離・個体化を移行していくことができなかったKの病理を表しているのではないかと考える。面接の中では，Kは一刻も早く自立しようと急いでいるかのような動きと，アルバムを持ってくるなど，まだまだ子どもでいたい，あるいは子どもの自分を共有してほしいという気持ちを表し，大人になったり，子どもになったりすることを繰り返した。言いかえれば，大人の自分と子どもの自分の間を行ったり来たりしながらゆっくりと自立に向かって移行するという体験をある程度Thと共有することができたのではないかと考えられる。しかも，その場合のKの言動は，十分に情緒が伴うものであり，治療者の介入を受け入れることによってKの情緒応答能力はさらに発揮されていくように思われた。

　また，このようなThとの関係は，Kに"安全な基地"を提供することになり，母や友人との関係にまつわるそれぞれの葛藤を解決するために，ある時はエネルギーを補充したり，安心感を得たり，現実検討を促進したりすることに治療場面が有効に活用されたといえる。これらの点が，Kの症状消失につながり，発達が促進されたのではないかと考える。

3．治療構造・治療チームについて

　本例の場合，主治医とThとがそれぞれの役割を分担し（A-Tスプリット），

Kの個人心理療法の安定した場が保証された。親以外のThと秘密を共有し，しかもその秘密が漏れることはないという安心感から，Kは自由に攻撃性を表現したり，依存したり，親密な関係を体験することが可能となった。Thの側もKを取り巻く現実的な諸要因に不必要に振り回されることなく，Kの内的問題に焦点を当てて，概ね関わることができたのではないかと思う。他方からいえば，Kに対する精神医学的管理と家族面接を担う主治医の存在によって，ThとKの関係が守られていた側面が大きい。またKの場合，主治医の働きかけによって，あまりにも突然ではあったが，一人部屋が確保されたことで，物理的，身体的に親からの分離が促進され，性的なイメージが極端に歪められることも避けられたようであった。

IV おわりに

この報告を書くにあたり，Kと両親に了解を求めるために連絡をとった。Kはすでに生理が始まっており，体操部に所属してとてもいきいきとした様子であった。Kは，「Thの役に立つなら書いて下さい。私は元気にしていますから，Thも頑張って」と言い，Thは逆に励まされてしまった。数カ月の治療の間にもKはどんどん女の子らしくなり，やわらかい印象を与えるようになってはいたが，積極的で前向きに，やや男性的，支配的な方法で適応や自己実現を試みる傾向は相変わらず残されている印象を受けた。Kにおける女性性の確立や依存をめぐる葛藤の解決には，もう少し時間が必要なのかもしれないとThは改めて思った。

それにしても，この年代の発達に方向づけられたエネルギーと能力のすごさをThは痛感させられた。今回の治療を振り返ってみても，過去の体験の歪みを，治療関係の中での体験を通して修正し，未来に向かって歩き始めたという印象がある。この年代の心理療法は成人と比べて内面化する力が弱いために，なかなか内省化，内面化がおきにくいと言われる。その意味では，Kの場合も，症状の消失と精神発達がとりあえず促進されたところで，治療

は終結していると言える。今回の経験を生かして，K独自の世界の中で，さらに追究し，深めていってほしいと願っている。

参考文献
1) 岩崎徹也他編（1990）治療構造論　岩崎学術出版社
2) 小此木啓吾編（1980）青年の精神病理2　弘文堂

コメント4 「思春期拒食症の例」

深津　千賀子

　本論文は小学6年から中学に入学するまで，前思春期から初期思春期にかけての発達段階にいる摂食障害の少女の心理療法経過である。治療に導入された時点では，身体的な"やせ"もかなり深刻な状態であったクライエントKが，たった22回で症状の消失はもちろん，自分自身を肯定し，同年代の仲間との世界での適応もよくなって，治療者の下から自立していく。その心理療法過程は実に見事に治療の成果をあげている。治療者が考察しているように，Kの前思春期の発達課題に伴う不安が神経症水準であり，しかも知的水準が高く言語的な介入が有効であったこと，同性の治療者との組み合せが母親転移の側面と新しい対象（new object）の側面という両面を引き受けやすく有効であったこと，その背景に主治医の的確な診断と治療方針および母親面接を通しての現実的な家族間の調整などの支持があり，治療チームとしての条件も整っていたことなど，心理療法を適用する上で好条件がそろっていたとしても，この時期にこの治療者に出会ったことは，Kの心身の発達にとって意義深いものであったことは確かである。このようによい成果が得られているだけに今更コメントしにくいのだが，役割上あえてこの治療経過，治療者－患者関係の特徴について考えてみたい。

　この治療者はベテランであって，多くの心理療法や遊戯療法を手掛けているので，この年代のクライエントに対しても治療への導入と契約をきちんと実施している。治療者はKと出会った時に，この心理療法場面がKのための"場"であり，それが毎週，同じ場所と時間に確保されていること，Kの気持ちを話し合うという内的な世界を広げることができること，秘密は守られていること，Kの了解なしにここでのことは外に出されないという保証，そして現実的な相談は主治医が引き受けてくれることなど，親面接者との連携

についても伝えている。

　一般にクライエントが子どもの場合，親面接が並行して行われる場合が多く，それだけにクライエントは自分が話したことが治療者によってどう取り扱われるのかについて敏感になり，治療状況に対して不安や疑惑をもっている。年代がおさなくてもクライエントに，きちんと現実を伝えて，共有しておくことが大切である。

　"秘密"をめぐる取り決めは成人の心理療法でも重要だが，父母からの自立が課題となるこの年代では特に重要なテーマであり，この治療者は治療の空間と外の世界には境界があること，主治医と治療者，親面接と心理療法，それぞれの役割や機能の違いなどを明確に提示している。このように初めに治療構造をきちんと説明したことが，この後の展開に大きな役割を果たしたと思われる。

　さて，このように治療構造を説明した治療者に対して，Kは初めは「いえ別に」とそっけなく答えていたが，続けて〈どうしましょうか？〉と改めて聞かれて，「連れてこられたけれど……いやじゃないし……」と曖昧さを経て，最後に「やってみる」と自分の意思として治療を選択する。このようなKの態度の変化は，治療者の態度に対して手ごたえを感じたものであろう。つまり，ここでの治療者像は，いわば後にKが語る父親像，「立場が弱くて，反応が遅く，自分の意見をいわない」とは対照的で，きちんとKに関心を向け，てきぱきと物事を提示し，しかもKの意思を確かめながら約束を取り決めていく存在，Kにとっては理想的な父親像であったのではないかと思われる。

　Kの母親との関係を見ると，"母になりかわって"妹をしつけようとしている。このことから明らかなように，Kは対象を理想化し，その対象の超自我の側面に同一化し，それを取り入れて自分自身もいつも《良い子》として適応するパターンがある。そこで治療者が〈何を話しましょう？〉ときくと「自分のこと」と優等生の答えが返ってきた。この時点で，Kは早くも《Kの気持ちを話し合うところ》という治療者を取り入れたものと思われる。

この治療で筆者が一番興味をもったところは，この1回から3回の治療者の関わり方である。治療者はアセスメントの段階であっても，かなり積極的に介入，解釈を行っている。
　ここで第1期での治療者の介入とそれに対するKの反応を具体的にトレースしてみるとつぎのような交流がある。
　1回では，〈喋り方はいつもこんなに元気がないの？〉と治療者がKの態度を取り上げると，Kは「こうなって自信もなくなって……」と答え，治療者が〈大人っぽい感じね〉と解釈すると，Kは「よく言われる。親戚が多く，いとこは皆年下，躾られたと思う。人前に出た時は礼儀は大切だから」といい，ため息をつく。治療者が〈少し疲れたの？〉と聞くと，Kは「長く話すのは得意じゃないから」と言いつつ，その後は，Kが見ている家族関係を実に分かりやすく話し，しかも「気に入らないことがあると，車の中や家に帰ってから二人をぶつ」と，母の暴力について一気に語った。そこで母の否定的なことを話してしまったKに対して，治療者は間髪を入れず〈ここでお母さんがぶつ話をしたことで何か不安にならない？〉と確かめると，Kは「お母さんがいないと生きていけないし，お母さんには好きなところもあるし……何でも話していらっしゃいと言われてきた」と答えている。
　筆者はここに見られるTh-Clの関係に，ある種のリズムがあるように感じた。すなわち，治療者がKの"元気のない喋り方"という態度振舞いを分析し，Kがそれを認めると治療者はさらにその適応の仕方を取り上げ，"大人っぽい"という防衛解釈をする。これに対してKはさらに超自我に同一化して"礼儀は大切"と語り，しかもため息をつくKに対して，治療者は〈疲れた？〉と身体感覚を取り上げて聞くことで，"今，ここで"のKの背伸びした反動形成的な防衛の不自然さを緩和するように関わる。これで過剰適応から解放されたKは，一気に家の中の母の暴力という，いわば超自我から見ると"秘密"や"恥"の感情につながる話をする。すると，治療者はまたそれに伴うであろう"不安感"を，〈不安にならない？〉と疑問形で取り上げる。これに対してKは母親との良い関係，良い面を語りながら，むしろ"何でも

話してよいと言った"母を思い出すことで,それを母(超自我)に背いていない自分として,ここにいる自分と母といる自分を統合することができて安定する。

　この間の治療者の介入のリズムは,患部にメスを入れながら,その傷からの血の出方や切り口の深さに気を配り,しかし溜っているウミを出しながらどんどん手術を進めていく外科医のような印象である。Kがこのように積極的に関わる治療者を取り入れ,これに同一化したことにより,2回までに,母にたいして初めて自分の気持ちを「すぐ怒る,こわい,嫌いと話せた」のであろう。

　2回では,「お母さんが忙しくて家の中がゴタゴタしている」ことで自分たち姉妹が「パニクっている」などなど母に不満を感じているKに,治療者が〈お母さんにどうなってほしいの?〉と聞くと,Kは,「ゆとりがあればやってほしいことあるけど,今のままでいい」と答え,自分の母への願望を語ることができない。このKに対して,治療者は〈物分かりがよくって,ある所は大人と対等になってしまうのね〉とKが反動形成している防衛を解釈する。

　するとKは「(母に)経済的には世話になっている。いとこの中で私が一番年上で,お母さんにとって初めての子ども。(母は)自己中心的で云々。お母さんに迷惑をかけたくない。お母さんは生きていくことに必要な事をやっているんだと思う。すぐにたたくのは嫌いだけど,偉大で,云々」と,母親との関係や母親への気持ちを,ところどころは批判も含めながら,しかし,まるでどちらが保護者か分からないようにかばいながら語る。このようなKにたいして治療者は〈何かあきらめがあるのかしら?〉とさらに防衛を解釈する。「しょうがないなという感じ」とこれを受け入れるKに,治療者はさらに,Kの過剰適応とそれに伴う疲労感を別の側面から取り上げて〈ホッとする時間はいつ?〉と介入する。Kは「お風呂に一人ではいっている時云々」と答えており,誰かといる時にはいつも防衛にエネルギーを使っていることがいかにも実感として伝わってくる。

このようにズバリズバリと，その場のKの態度，振舞いに介入してくる治療者の態度に対して，Kは2回の面接で同一化しこれを取り入れ，自分が思っていたことを1〜2回の面接の間に母に，2〜3回の間には妹にも自己表現するようになったと思われる。

3回では，自分―妹―母の関係が語られる。Kは母に同一化し，自分が母に言われたことを妹にあれこれと指図すると，ほめてもらえるどころか母に否定されることを話す。母と同じ事を言っているのに母に受け入れてもらえないKは，妹への羨望と母が自分を祖父母のところへ預けていたこと，母が子どもをたたくことで祖父母から怒られ，K自身が母に「にらまれた」ことを話す。しかし，この時も「母の実家に迷惑をかけてきた」と自分の罪悪感を語るKに，治療者は〈周りのことに気を遣いすぎるみたいね？〉と解釈する。これに対してKは「そう言ったって，迷惑をかけていると思うもの」と，強い口調で言い切りながらもシクシクと泣き始める。超自我に同一化して"良い"と思ってやってきた防衛が次々と解釈されて混乱し，退行したKに対し，治療者は〈どうしていいか分からなくなっちゃった〉とその混乱状況と情緒に共感する。Kは「うん」と答えて泣き続け，治療者はこの状態を受け入れてセッションを終わっている。

以上のような3回までの治療者の介入は，1回の態度振舞い分析から始まり，いわば大人の患者であれば性格防衛といえるような，このクライエントの防衛の核心を次々と解釈したものである。このことは，Kにとってかなり直接的で濃厚な関わりであったと思われるが，先に述べたように，この治療者は解釈するたびに，必ずその解釈によって生ずるクライエントの情緒的な反応に対して手当をしており，まさに治療的関わりとしてKの役に立っている。

この初期の治療者の介入が功を奏してKのそれまでの超自我が緩められる。Kは自分の欲求や願望を満たすことを許せるようになると同時に，それまでの両親像（自分に無関心な父親，自分が同一化しているのにそれを認めてくれず拒絶していると感じている母親）からは得られなかった積極的な関心が

治療者から得られたことにより，症状である"拒食"はこの時期に消失する。

　そして第2期では，「食べたくなって食べた」り，「すごいでしょ」とうれしそうな表情を見せたりするようになる。治療者もまたそれまでのKの超自我が緩和して自然の欲動や率直な感情が解放されることを支持すると，Kは妹がかわいがられて自分なんていない方がいいと思えたり，良い子でないと母に迷惑をかけると思ってきた自分をより率直に語る。

　この頃からKは現実的な社会生活で積極的になるが，5回では治療者がそのようなKを見て〈少し頑張りすぎ？〉と直面化すると，Kは3回までとは違って，Kは「そうですか，皆やってますよ。でも疲れた」と言いながら，「こうやってる間にも宿題あるし……」と，頑張りと疲れ云々という自分の姿勢だけでなく，治療者の解釈に対しても両価的な態度をとる。おそらくこの時点で，両親への不満や妹への羨望など否定的なことを語りだした自分について，退行する不安が出てきたものと思もわれる。そうなるとKは積極的に対象を取り入れ，治療者の肯定的な側面への同一化がさらに進む。これは母親に対して不満や不安を感じた時に，その母を理想化してその価値観（とKが思うこと）を取り入れ，妹に対して母親的に振舞ったり，しつけを厳しくしようとしたことと同じに，大切な対象の否定的な側面は否認するというKの防衛である。

　それがこの後，6回で「来たい，来たいというわけではないけれど，自分のために続けることにした」と，いかにもKらしい言い方で自ら心理療法を選択する姿勢に表れている。ここで治療者は〈まだ頑張りすぎが心配だから，話し合いは続けたほうがいいと思う〉と，直接的に答えている。治療者は意識して《ここで早期の母子関係にまつわる葛藤をあつかうことも可能であったが，深い解釈を行わなかった》と述べているが，おそらく，この後の治療経過を分けたところである。

　ここでの治療者の直接的な〈続けた方が良い〉という支持（指示でもある）によって，Kは母とは違った治療者の価値観や超自我を取り入れ，そこに同一化したところでこの後の治療経過が展開している。つまり，治療者もクラ

イェントも退行するより進展をして,両者が肯定的な関係を保つ方向を選択した。しかし,母親に同一化してもそれは認めてもらえなかったが,この治療者を取り入れたことが発達的なこととして治療者に認めてもらえたことは,Kが自分の存在を肯定する上で大切な体験であった。そしてこの治療者との良い関係を保ちながら面接を続けることは,その場で治療者と両価性を感じながら直接的に関わるより,自分についてアルバムを介して間接化して自分の過去を治療者と一緒に見直すといういわば,共同注視の作業になったものと思われる。

　自分自身の子どもの部分は治療者に認めてもらえるので,これまでのように超自我に同一化した大人の視点から見て,年齢相応のことをばかにしたり,非難することがなくなったために,同年代の友達との関係もでき,親とは異なる新しい対象としての治療者像を取り入れ,同一化して発達したのがこの治療過程であろう。明らかに,それまでに比べて健康な思春期の女の子の世界ができてきた。

　しかし,あえてこの治療者と異なる立場を唱えるとしたら,6回では《早期の母子関係にまつわる葛藤》というより,その前から見えてきていた"今,ここでの葛藤"を扱うこと,例えば,"ここに来たい気持ちと,来たくない気持ちの葛藤"を扱うということであろう。しかし,そのような両価性を扱うと,治療が22回では終わらなくて長引いたであろうことも確かである。

　Kのキーワードには"優柔不断な自分は人(母)に迷惑をかける"という自己像がある。そのような自己像は,どんなに大変でも「毎日毎日,生きていくことに必要なことをやっている母」という,いわば"悩んだり葛藤することなく現実を受け止めて処理しているたくましい"母親像と対照的であり,「いつも反応が遅い」(11回)「自分の意見をはっきり言わない」(21回)父親像と似ているように思われる。そして,けんかしても母にやられてしまうだめな父親の部分をもつこの自己像をなんとか否定しようとしているKがいる。Kの内心にはそのような父親への両価的なものもあったと思われるが,この治療でも葛藤することや相手との否定的な関係で両価的になることを回避し

て進むことになった。

　治療の終結にあたってKのプレゼントが治療者のお尻の下に敷く"座布団"であったこと，治療後に治療者が事例を発表することの了解を得るために連絡した時に「先生の役に立つなら書いてください」と述べたことと，上記の両価性を回避した治療過程とは連続して理解できるように思う。

　この治療を批判しているわけではなくて，治療目標をどこに置くか，ということと深く関係している。おそらく，この治療者はまず，年齢相応のところに目を向けるようにして，あとは同年代の仲間の中で本人が発達課題を解決していくことが，心理療法に長く通うよりも良いと判断したのであろう。

　ただし，Kの対象関係の在り方や防衛は，発達の途上というよりかなりパターンがきまってきているので，成人してからよりもある程度は柔軟性のある今の段階で，自分や相手の否定的なことを見たり，認めたりということについても，葛藤したり，悩んだり，直接的に触れていくことが心理療法の目標として設定されてもよいかとも考える。つまり，治療者がもう少しKの中でゆきつもどりつする過程を実感させてあげる時間をもつこと，その過程を治療者との間でもつこと，そのためには治療者が受身性，中立性を守ったところで，Kの揺れ動きにつきあい，Th-Cl関係の"今，ここで"の転移，特に否定的な面をも扱っていく方法を選んでもよいのではないかと思う。

　考察については，2点を強調したい。

　一つは，大林氏は"自分の母である母親"と"保母である母親"という二つの母親像があり，Kが"他の子どもたちから母を奪ってしまうという考えから，聞き分けのいい子"になったと考察している。しかし，Kが母と同じ保育園に通ったのでないとしたら，むしろ治療経過にあるように妹との同胞葛藤の影響のほうが大きいのではないかと，筆者は考える。一般に，妹や弟が生まれたときの同胞葛藤の処理の仕方は，第一は，ヤキモチを焼いて下の子どもをいじめるなど直接的に同胞葛藤を表す場合，第二は，育てる側の母親を取り入れ，母に同一化して妹や弟を一生懸命面倒をみる場合がある。Kは特に妹が生まれるまでは昼間は母の実家へ預けられていたという経緯もあ

り,母に同一化して母のもとから離れないですむように,"姉として"良い子にして「自分のことは自分でしなさいという」(超自我としての)母に気に入られるように依存を反動形成して頑張り続けてきたことが,Kの人格形成には大きく影響しているように思う。

次に,治療者はこの治療チームで男性の主治医が母親面接をして果たした,現実的な父親像が重要であったことと,Th-Cl関係が同性であるがゆえの肯定的な側面を特に取り上げて考察している。それはそのとおりなのだが,先に述べたようにKにとって本当の自分と感じていた父親似の自己像が,弱くて頼りないだけではなく,この治療構造をしっかりと設定し,それを守り,積極的に介入していた治療者の中に見た,理想化された父親転移を生じ,Kはその社会性のある,しっかりした面を取り入れたと思われる。Kにとって治療者が自分を受け止めて,受け入れてくれたと体験した中には,父親転移と母親転移,そして新しい対象像とが微妙に交替しながら存在し,Kはその中で治療者を利用して自分を発達させていく能力をもっていたのではないかと推察する。

この治療者は,この患者と出会った時に感じた,《知的で苦労性の子ども》《ここまで一人で抱え込んで頑張らなくてもいいのに》という印象(逆転移)で,より初期の段階から積極的に解釈した。そして,それがこの治療の後の展開を促進し,Kの発達を正常な方向に戻すことに著しく功を奏した。始めに述べたようにその間の解釈とKのその反応,それを受け止める治療者のリズム感は見事である。いわば,この年代であるからこそ,成人の精神療法に必要な受身性や中立性を守るより,早期に治療者が積極的に介入し,クライエント自身がもてあましている問題を言語化して明確化することが,二人の間で問題を共有しやすくしたといえよう。

しかし,このような関わりは,クライエントについてのきちんとしたアセスメントと治療者の見通しがあって初めて成り立つものであるので,初心者が思い付きでやることは危険であることも留意しておきたい。

一般にこの年代は言語的な介入をするにしても未だ観察自我が未発達な段

階であり，どのような治療的交流をもつかの判断がなかなか困難である。本人自身は助けを求めていながらも，助けを得ることを良しとしない，いわば第二の再接近期にあり，治療的介入が困難な場合も多い。

　大林氏がいうように，Kのパーソナリティの問題は，また次の段階でK自身が選択することとして課題を残しておき，同世代の仲間との世界をまず楽しむこと，を優先するという立場を認めた上でのコメントである。

コメント4を読んで

大林　純

　深津先生には大変ていねいにコメントをいただき感謝しております。
　治療構造については，私以上に具体的に説明していただきましたし，治療者―患者関係については，私の中で深められなかった点を明確に指導していただいたと思っています。ここではケースの治療内容への言及が中心となるべきかもしれませんが，自分自身のことで感じたことを書かせていただきます。
　先生からご指摘があったように，受身性，中立性を守りながら"今，ここでの葛藤"を扱えなかったことについて改めて考えてみたとき，やはりKが思春期という時期にあるため，治療目標は同世代の子どもたちの中でKがのびのびやっていけることを優先させたことがあげられます。また治療が長引いていくと，同伴している母親が仕事に支障をきたすこともあり，その協力を得られなくなると感じたことと，それに加えてKに自分のことを自分で決めて実行してもらうことがまず大切だと考えたことがあげられると思います。そしてこのような方法を選択した背景には私の逆転移があったと思いますが，逆転移は私の個人的な問題になってしまうので，今回は説明を差し控えさせていただきます。ただし，技法としての"今，ここでの"介入についてはこの数年の私自身の重点課題になっています。すなわち受身性，中立性を守りながらの介入方法は，対象関係論的に扱っていく方法もあれば，自我支持的にオブザービングエゴを育てていく方法などがあり，それを選択する時に考えなくてはならない規準として，クライエントの年齢，病態水準，精神発達，環境因への理解，それに加えセラピストがおかれている立場（治療構造）があると考えています。それを臨床の場で的確に選択できる力量を身につけられるように努力したいと考えています。

今回は恵まれた医療チームの中での心理療法であったため，面接を取り囲む状況に対してストレスを感じることなく，逆に心理療法構造を医療チームに抱えてもらったと思います。

　繰り返しになりますが，今後どういう状況でクライエントに会っても治療技法としての"今，ここで"の力量が大切だと思いますので，今回のコメントを今後の指針として受け止めていこうと思っています。

　最後に深津先生，本当にありがとうございました。

5

不登校を呈した思春期少女の内的世界
——"心の物語"としての面接過程——

讃岐　真佐子

I　はじめに

　筆者は現在，大学の学生相談室や民間の相談機関で，主に青年期やそれ以降の人々との面接を中心に活動しているが，その臨床の出発点は幼児期から中学生，高校生との心理療法であり，特に思春期を生きる彼らとの出会いは私の中の一つの原点ともなっている。

　本事例のA子（中学3年，来所時14歳）との関わりから筆者が経験し学んだことは，月日がたつにつれ印象深く，もう相当年月のたった事例であるにもかかわらず，私の心の底にA子は確かにまだ息づいているように思う。そしてこういった状態は，どうもこのA子に限らず，したがってその時自分の心のエネルギーを費やして関わった多くの事例は，自分と対象化された素材というよりも，ある意味でこれは"ケース研究"という形を取りつつも，"私の心の中のA子との物語"が展開されていったように思われる。もちろん"心の物語"とはいっても，その時々のさまざまな"事実"に基づいて論を進めていくのであるが，それらをどう理解し扱っていったかは，また筆者自身の心の作業とも重なるだろう。そしてまた，ケース研究の一つの本質はそこに在るのかもしれない。ただこの作業は一人よがりの偏ったものではな

く，なんらかの普遍性に開かれていることが必要であり，そのことを願いつつ，彼女との関わりから「女性と思春期」というテーマにそって，筆者が感じたことを以下に記してみたく思う。

II 事例概要

1．事例（主人公）：A子（以下Clと略），来所当時中学3年，14歳

2．主な登場人物について
（1）Clの家族関係
まず，Clは当時，祖母，母親との三人で暮らしていた。この祖母（GMと略）は60代後半，一族が名義上の役員を務める会社の社長で，Cl一家の家計を掌握していた。

母親（Mと略）は30代後半。小さい頃から大人しくて素直と言われたが，高校頃から実母（GM）への反発強まる。GMの勧めで結婚するが，来所当時は離婚裁判中で，精神的に極めて不安定であった。そしてその別居中の父親（Fと略）に関しては，情報がほとんどない。ただ職業定まらず，また離婚には強く反対し続けているとのことだった。

（2）Clに関わった相談機関側
Cl担当の筆者（以下Thと略）は当時20代後半，この相談機関（公立，以下相談室と略）には教育相談専門員（非常勤）として週2日勤務していた。Clに対しては，原則として週1回の母子並行面接をその面接構造として設定し（料金は無料），母親の面接は別の相談員（40代の女性）が担当した。

3．Clの生育歴について（Cl側のプライバシーを守るため，Thの責任において家族構成と生育歴は必要最小限の記述に留め，一部改変している）
MはClの妊娠に遅くまで気づかず，またCl出産後すぐに家業を手伝い，Clを抱いたりかわいいと感じる余裕はなかった（FはClに関心薄かったよう）。

Mは実母のところにいるのが嫌でたまらず，Cl 2歳の時，Fの郷里に引っ越し，父母ともに親戚の手伝いをする。Clは昼間は保育園で過ごし，夜間は母が夜勤の時は父といたが，父がいない時は一人でいることもあったようだ（緊急の時はFの母親が来ていたらしい）。Cl幼少時はいつも大人しく手がかからず，甘えてきたりわがままを言うことはほとんどなかった（Mは余り覚えていない）。Clが小学校に入学する頃にはFがほとんど働かなくなっていたため，Mが夕方から働いて翌日は昼過ぎまで眠っているという状態が続く。Clは後のThとの面接の中で，「当時のMは寝顔しか見たことがない」と話している。

Clが小学6年の時，両親が別居状態となり，MはClをつれてGMのもとに戻る。しかしMはGMとの同居を嫌がり，Clのみを両親（Clからいうと祖父母）に預ける。やがて祖父が亡くなり，その他の事情もあって，Cl中学3年よりGM，M，Clの女ばかり三人の暮らしが始まる。なお，Clが編入した小学校は地域内でも教育水準の高い学校であり，当初から授業についていけず，成績は常に不良。中学2年の秋頃から登校時に腹痛，下痢があり，保健室にたびたび直行していたらしい。中学3年に入り，さらに頻尿感が加わり，1学期は朝バスから何度も降りてトイレを探し，遅刻を重ねていた（このことはThとの関係が深まった面接の中で少しずつ理解されてきた）。2学期に入り，休みが続いたため，Clの希望もありMが来所した。

4．Mの初回面接からThがClに関して考えたこと

以上の内容は，Mの初回面接で主に語られたものである。次週からClも来所し，母子並行面接が始まったのだが，Clに会う前のこれらの情報をもとにThが当時考えたこと（見立てと方針）を少し記す。

まずClについてだが，このような流動的で不安定な家庭環境の中で，これまでむしろよくやってきたなあとThは思い，"Clの中の力"をまず感じた。しかしながら同時に，Clはその生育史を見ても基本的な安定感や信頼感（自己肯定感を含む）にかなり脆弱なところがあるのではないかと危惧され，ま

た何よりも現在の家庭状況として，GMとの葛藤と共にFとの離婚裁判を抱えたM自身の状態が気になり，Clとの面接過程にも今後影響があるのではと心配された。しかしいずれにせよ，今回の"不登校"によってMはClのことに関わらざるを得なくなり，相談に来られたことを大切にし，Thとしてはこの Clとの関係の形成にまず全力を注いでいきたく思った。

Ⅲ　面接経過

第1期：自分を他者の前に徐々に現していくことの怖れとためらい
　　　──自分はThを信頼できるのだろうか──

　（①～⑤，中学3年の9月中旬～10月，なお〇の中の数字は面接回数）
　母親と共に来所したClは，長身で色白だが能面のような表情のない顔。服装も黒のセーターにグレイのスカートで，全体的に地味で停滞しているような雰囲気が感じられた。ClはすぐにMと別れ，Thと面接室に入る。初回なので，まずThから自己紹介し，次にClに〈今日はどんな気持ちでここに来たのかな〉と問うてみるが，Clはうつむき加減で「別に……。特には……」という返事。この後もThに一生懸命関わろうとする気配はどこか伝わってくるのだが，Cl自ら積極的に話してくることはほとんどなく，ポッツン，ポッツンとまるで葉っぱの先から雨のしずくが落ちてくるような間合いで最小限の"ことば"を発していた。しかしながら，「今の生活は昼ごろ起きてボーッとしてテレビを眺めている。学校にいると，とにかく疲れて困る。中学1年，中学2年の時も楽しくなかったが，中学3年になって少しずつ休むようになってきた」というような，かろうじて語られるClの"ことば"にじっと耳を傾けているうちに，初回面接でのMの話も思い出し，「Clはこれまで本当によく通学してきたなあ。家庭でのトラブルが絶えず，おそらく心理的にもずっと落ち着けなかっただろうに，Clなりに中学3年の1学期までよく頑張ったなあ」という思いがThの中でしみじみとしてきた。そしてその思いを少しClに伝え，さらに〈今後，もしよければ一週間に一度，ここで一緒にCl自

身のことを考えていきませんか〉ということをはっきりとClに告げた。

　この後、まだ時間が十分あったので、このうつむきがちのClに最初から向き合って話してばかりいるよりもと思い、Clのすぐ横に置いてあった「箱庭」に軽く誘ってみると、Clはすぐに取り組む。この初回の「箱庭」では、6頭の象の群れ（中に子象が2頭）が、左下隅の一本のヤシの木に向かって移動しており、また右上の枯木の下には2頭のつがいのライオン、そして箱庭右下には泥沼の中に潜む2匹のワニが置かれた。またClは箱庭の棚の家族人形を再三見つめていたが、結局手を触れず。全体的に灰色を基調とした世界だが、Thには左下の"ヤシの木"が救いで、砂漠の中のオアシスのように感じられた。

　次週から毎週ClはMと共に来所するのだが、相変わらずうつむきがちでThからの簡単な問いかけに（〈今どんな生活してるの？　好きなタレントやテレビ番組は何？〉等々）、ポツン、ポツンと最小限"答える"のみ。しかしMの話しによると、Clは来所する前の晩は洗髪をして外出する用意をしているらしく、来ることを決して嫌がってはいないよう。服装も2回目にはピンクのバラ模様のカーディガンを着てくる等、次第に明るいものに変化していった。しかしThは面接室での大半を下向きじっとしているClに対して、このままでいいのだろうかという焦りも当時はあり、④ではいろいろ二人でできるこの年頃の少女が喜びそうな手仕事（アップリケや簡単な編み物）を一緒にやろうと誘ってみたのだが、「家庭科は嫌い」と一言、言われてしまう。それでThが困って少し考えていると、帰りにやおら袋からキャラメルを取りだしてThにくれたりしている（Thは戸惑うが、なんやらClに元気づけられているような気がした）。そして⑤（10／29）では、Cl自ら希望して再び「箱庭」を作った。それはまず中央近くに"人魚姫"の像を据え、その下には三人のチロルの人形が輪になって踊っているかのように配した。左上隅には教会に似たもの、その前に花壇、そして黒い服を着た神父と牧師のような男性が二人、その建物に向かっている。そして右半分には動物とそれを飼育する人間を、各々囲いの中に置いていった。このように見た目にはカラ

フルで動きのある箱庭を，約20分かけて丁寧に作っていった。Thは，初回の箱庭と余りに違うので驚き，外的な行動面ではほとんど変化していないこの1カ月のClだが，心の深い層では，確実に何かが動き始めていることを感じていた。また中央に置かれた"人魚姫"は，後の考察でも触れるように，この頃の少女にとって一つの大切なイメージと思われた。

第2期：「自分のことをThに語りたい，分かってほしい」
　　　　──非言語から言語へ──
　　　　　　　　　　　　　（⑥～⑧，中学3年の11月中旬～12月）

　⑥（11／15）でClは新聞の「人生相談」の記事を2枚持参し，黙ってThに見せた。それは「授業中に頻尿感が強く，授業に集中できない苦しさを訴えた中学生」と「授業中静まりかえった教室の中に居ると，緊張してたまらなくなる高校生」（いずれも女子）からのものであり，Thが〈これはそのままClのことなんだね〉と言うと頷き，精一杯Thに分かってほしい，理解してほしいという気持ちを込めて，ポッツン，ポッツンと上記の記事に関連しつつ，Cl自身について話してきた。次に赤いノートを取り出し，小学校からの思いを3ページにわたって記したものをThに見せた。Clに初めて会った時，能面のようで，一瞬知的に大丈夫かなと思ったThだったが，ノートはしっかりした正確な文字で内容もよくまとまり，改めて"Clの内なる力"が感じられた。

　⑦，⑧とClは毎回この赤いノートに，これまでの自分の状態やその時の気持ちを綴って持参したが，その時必ず前回の分は破られてなくなっており，Thは本当にその場一回限りのClからのメッセージであることを思いつつ，心して読んだ。この時期は，主にThへの手紙のようなノート記述による"書きことば"が中心だったが，そこには「Clが休んでから，家の中にドロドロしたものが何か一杯出てきた感じ。もし留年したら，Mたちは本当にClを見捨ててしまうのではないか」といったClの強い不安ややり場のない気持ちが，ほとばしるように表現されていた。

第3期：徐々に外に開かれていくA子，そして母と学校とのこと
　　　　　　　　　　　　　　　　　　　（⑨〜⑪，中学3年の12月）

　相談室に来所して2カ月たった頃から，Clは自分のさまざまな思いをついに自由にThに語るようになっていった。その内容の多くはMや家のこと，そして自分の今後についてだった。たとえば⑨では，「Mはやはり自分のことを分かっていなくて，Clが学校に行かないのは学校に反抗しているからだと言う」。また『親の責任は15歳までだから，それ以降は家を出て自分でやっていきなさい。Clがこのままだ とGMや親戚に顔向けできないし，めんどうみきれない』とはっきり言われた」等，そこにはいつか自分は本当に捨てられるのではないかという思いが，何度も吐露されていた。さらに母親担当者によると，現実にMは，もしClが中学校を卒業できないのなら，テレビでやっていてGMや親戚から知らされた，地方の不登校児専門の全寮制の学校に入れたいという希望ももってられたようだった。

　しかしClはThをじっと見ながら「私はここに本当に真剣に来ているんです。私はこれまで，M，GM，親戚たちが私をみる見方にすごく影響されてきたと思う。周囲の人たちが私のことを『勉強嫌いでダメな子，怠け者』とみていたので，いつのまにか私自身も自分のことをそう思うようになっていたのではないか。でもここに来たり話したりしているうちに，少しずつだけど『自分は自分なんだ，自分のことを考えていけばいいんだ』と思い出しています」（⑩）と語り，自分自身を生かしていきたいという思いが強く感じられるようになってきた。そしてこの頃，時期的には既に12月となり，上記のような家庭状況の中では，Clの将来的展望を現実的に見い出していくことも大切ではないかとThは母親担当者と話し合い，Clの現状（Clは1学期までは登校している）と今後の可能性について，一度担任教師に会っていろいろ聞いてくるようMに勧めてみた。しかし，自分のことで精一杯だったMにはこれは荷が重すぎたようで，（母親面接ではClの母親としての役割について話し合うよりも，裁判を控えたM自身の訴えを聴き続け，支えることが中心とならざるをえなかった），また担任も「今こうして学校に行けていない

Clに，どうして将来のことを考えることができますか」という"正論"をビシッと言われ，この後かえってClに対する担任の姿勢が硬化してしまう。これらの動きについては，(Th側がどこまで具体的にどう動くかも含め) 学校との連携の取り方についていろいろ考えさせられたが，いずれにせよ，年の瀬を迎えて担任との関係もこじれ，「Clはこれからどうなってしまうのか」という暗澹たる思いの中で，しかしThはCl自身に再びじっくり向き合おう，Thにできることはそれしかないと改めて心を据え直していた。

第4期：母親との繋がりを求めるA子，そして中学校からの旅立ち
　　　　　　　　　　　　　（⑫～⑳，中学3年の3学期と春休み）

　この期間は上述したように，「卒業」などの現実的・外的問題はひとまずおいて，再びCl自身にゆっくり付き合うようにThが心を据え直した時期である。面接の中で，Clは余りにも不安定なMのことで心を痛め，「Mが落ち着かないと自分も時々不安になってしまう」ことや，「Mはかわいそう，よく一人になりたいと言う。でもClも苦しいんだ。二階に行けばMが相手にしてくれないし，一階に行けばGMに嫌味を言われる。でもやっぱり一番苦しいのはMなんじゃないか。Clに縛られ，GMにも縛られている。Mはよく家を出て自立したいと言うが，自分としてはMをまったくの一人にするのは不安だ。だって，Mはしっかりした人がそばにいないと生きてはいけない人だから」(⑮) など，Mへの深い思いを何度も吐露し，Thは一見概念化して淡々と語るClの中に，ほとんど身体的・本能的な"Mを求める思い"を感じ，Th自身の身体がジーンとしびれるような感覚の中でこれをひたすら聴き続けた。またこの頃Clは家でMに「ベタベタ甘えてくるようになる（Mの言葉）」が，裁判を控えピリピリしているMにはまだそれを受け入れることは困難であった。

　一方この時期，外的には中学校から相談室への前向きな姿勢がみられ，2月末にTh側は学校の要望にそって相談室嘱託医師の診断書（神経性頻尿）を持って学校を訪問し，Clに対する校長の理解を求めた。そして診断書を作

成したこの医師の働きかけにより，これ以降ClとMは時折，この医師のもとにも通い始める。Mは軽い安定剤を処方してもらい，少しの間安定する。この医師（女性，30代）とThは連絡を取り合い，医師はその役割として，ClとMの精神面の管理と投薬を中心に（Clには頻尿感の薬を処方），そしてCl，M，医師との合同面接もされていた。Clはこの医師も信頼し，揺れるMに「おかあさん，私たちって幸せなんだよ。2カ所で私たちのことを考えてくれている人たちがいるんだよ」と話したりしている（⑲）。春休み，家ではClのMへの甘えが強まり，Mのそばから離れず，夜もMの布団の中に入ってきたりする。そして「子どもとはなるべく離れていたい」と言いつつ，MもClと行動を共にし（M，運転していてフラフラになり道に迷ったりするが），Clは定時制高校を「決して無理をせず，ゆっくりと確実に一つ一つをこなしてきた感じ」で受験し（⑳3／18），合格することができた。

第5期：定時制高校に通い始めて

(㉑〜㉜，高校1年の1学期〜夏休み)

Clは最初はこれまでいた中学と余りにも雰囲気の異なる高校に戸惑い，また「成績が悪くても出席さえしていれば，この高校は私を4年間おいといてくれるのかなあ」と不安を抱きつつも，障害をもった友達の世話を積極的にしたり，また写真部に入って意欲的に高校生活を送り始めた。このようなClの様子は少しずつ他の家族にも影響を与え始め，夜遅く帰るClのためにMが夕飯を作り，二人で一緒に食べるようになる。そして4月末には，なんと初めて！GMが夕食を作った話がされた（これまではGM，M，Clが各々食べたい時に勝手にとっていた）。Clは自分の部屋の配置換えをしたり，「Mの感じってとてもいい」とMに言ったり，家でもよく笑うようになってくる。しかし一方でMは，「学校に行っているからClのことはもういい。それより家ではゆっくり休めないので，私一人で旅に出ますから，こちらはしばらく休みます！」と突然言い放ち，母親面接者を驚かせたりしている。そしてこのようなMの状態にClも巻き込まれ，毎晩遅くまでMの話に付き合っては，翌

日母子共々昼過ぎまで眠るという，昼夜逆転の生活になっていった。

　このような流れの中でMは来所することが非常に億劫になり，来所前に必ずClとひともめして遅刻することが重なる。㉘（6／10）でClは自ら申し出て丹念に「箱庭」を作り（大，中，小の互いに"入れ子"になっている「家」の玩具を用いて，それらを組み合わせたり，出し入れを何度も繰り返し，なんとか落ち着く形を探し求めるような作品），次回には「とにかくMとここに来所するまでが大変。で，いろいろ言い出したら問題はあるけれど，もう余り自分に関してはいいんじゃないかと思う。ここも少しお休みにしたい」と話してきた。これに対してThは，前回の箱庭からもClはまだまだプロセスの途上でここで終了してしまうのは心配であり，隔週の来所ということをこの時は提案してみた（Cl了承）。

　しかしMは夏休みに第三回公判を控えていることもあり，再び極めて不安定で眠れなくなり，7月中旬には薬を多量に飲んで家の廊下でへたりこんでしまう（なおMは春以来，昔かかっていた病院に再度通院して投薬を受けていたよう）。8月中旬にMと来所したClは，今日来所するバスの中でトイレに行きたくなり，Mとトイレを探し回ったことを話した後，淡々と「やはりここに来ること自体が一仕事なので，これからはThに手紙を書いていってもいいか」と尋ね，ThももうClがMと一緒に来るのは限界と思い，これを受け入れた（このClは一人でも来所できると思うのだが，必ずMと一緒の来所を希望し，これはこのClとMとの深い未分化な結び付きを感じさせた）。そして8月末には今度はClが家で意識がもうろうとして（起立性障害）倒れてしまい，GMがClを背負って入院させるという出来事が起こるなど，背後に生死をかけたような動きが，GMも巻き込んでこの「家」全体を動かしていくように思われた。そしてこの大きなうねりの中で，Thは「なんとか生き続けてほしい。自分を守ってほしい」という思いからClに手紙を書き続け，この後Clが卒業するまで，徐々に間隔はあいていったが，ほぼ定期的にThとClとの手紙のやり取りが続いていくこととなった。

第6期：手紙のやり取りの時期

前述したように，Cl高校1年の秋からその定時制高校卒業まで，手紙を通して関係を保っていった。その頻度は，高校1年の時が相方とも隔週に一通ずつ，高校2年生時代が平均して毎月に一通ずつ，高校3年からは約2カ月に一度であった。一応このペースについては二人でその都度確認をしたが，しかしThの方から積極的に出すというよりも，Clから来た手紙に対して，Thのできる範囲で必ず返事を書くようにした。そして面接と異なり手紙は間接的ではあるが，それだけにかえって適度な距離がとれたのではないかとも感じている。次にこの間の流れについて記してみたい。

高校1年夏の起立性障害の後，2学期の登校を始めたClだが，体調すぐれず休みを交えつつ通学を続けた。手紙には衝動的に激しく怒るGMや，親戚への否定的な思いが綴られることが多かった。しかし徐々に落ち着き，高校2年では初めて運動系クラブに所属したり，服装もこれまでスカートしかはかなかったのが思い切ってジーンズをはきだす等，Clの中で少しずつ何かが動き始めたようだった（「自分がどんなものか，外に出したくなってきました」 5／14）。なお1学期の成績は30人中6番。「中学時代は勉強しても頭の中をすべてが素通りしていたが，少しずつ考えられるようになってきた」とのこと。

しかしその一方でいよいよ両親の離婚が決定的となり，「両親が別れるということは，やはり私にとって最悪のこと」「FがClに一度会いたいと学校に電話してきた。離婚しなければならないのは，私の場合両親二人とも悪いと思う」（5〜6月）等々，一見まとまった文章に記してくるClの言葉の中にはさまざまな動揺や苦しみが溢れていた。そして10月に入るとThに「母は弁護士と話をしても離婚に関する気持ちがよく分からないので，一度母と会って下さい」という内容の分厚い速達の手紙を送付し，Mと突然来所するということが起こった。Thはとても迷ったのだが，ここでMにも会って（母親面接はClが高校1年の秋に終わっている）現実的な離婚問題に関わっていくよりも，あくまでもThはCl自身の思い，その存在を聴き届けていく

役割が本筋であること，そして相談室としての仕事の範囲やTh自身の力を超えることはできない旨をClに伝え，Mには会わなかった。その後Clからの手紙が1カ月ほど途絶えたため，Thは"今のThとClとの関係への思い"を綴った手紙を出している。これはこの時点でのThの姿勢を考える上で大切と思うので，次にその一部を記す。

「……Clは今回のことで，これまでThに抱いていた期待が裏切られたようで心細く，また内心怒ったのではないでしょうか。以前にClは手紙の中で『ClのことはThの仕事の一部にすぎないのか』というようなことを問いかけられていましたね。ThにとってClは仕事のなかで出会った人で，やはり仕事の枠の中で会っていく人です。でもClの存在は，生身のThの心の底にしっかり沈んで根を張っていることも事実です。以前Thは，将来の一つの希望として保母になる方法をClから相談された時，うれしくなって，まるでClを"娘"のように感じてたくさん資料を集めて送るというように，一人で動きすぎてしまいました。このようにClの存在は，時に強く私を動かしてきます。でもその一方で，私は相談員として関わっていることも事実だし，今後もそうしていくだろうと思うのです。そう自分に言い聞かせています。今後も今の私の力の範囲でしかできないけれど，もしよければ，これからもいいことも，嫌なことも書いてきて下さいね」。

そしてこれは，Clの依存を引きうけ，ある意味で万能的に理想化されたThが，現実のThの姿の一部をClに見せ，二人の関係に一線を引いた手紙だったと思われるが，これに対してClはこの冬「お手紙，読みました。どうぞ心配しないで下さいね。寒さに負けずに頑張って下さい。ではまた」と記したクリスマス・カードを送ってきている。そして，やがて両親の離婚が成立した。離婚後のMは，これまでのイライラして人を寄せつけない状態から，むしろ気弱く，いつも寂しそうにボーッとタバコをすう等様子が変化してきた。そして何かGMに甘えるようになり，またGMもMと一緒に布団を並べて寝たり御飯を作る等，何かと世話をやき，Clの帰宅後，GM，M，Clの三人で食卓を囲むことが多くなっていった。このような状態の中，Clは3年に進級したが，「ClはMにそばで見ていて欲しいのに，Mは私のことを本当に心配してはくれない。特に小さい時から自分は数学ができなくて苦しんできてい

るのに，Mは分かっていない」等の訴えが募り，そしてそれはすぐに「何をしてもできないこんな自分が，生きていってどうなるのか，生きていっていいのか」という極論につながり，Fへの思い（アンビバレントな嫌悪感）とも相まって，春ごろからは何度も死を願うようになってくる。しかし，やがて今の自分は病気だからと自ら希望してMと同じ病院に通うようになり，ThはこのようなClに，「Clさん，生きて下さい。私はこれしか言えないけれど，絶対に生きて下さい。死んだら二度と顔が見れなくなってしまうでしょう。Clさんは，自分が周りの人にどれだけ必要とされ，大切に思われているか，そのあかしを心から確かめたいのだとThは手紙を読んで思いました」等と返している。次第にClはまた落ち着き，3年の終わり頃にはThのようなカウンセラーの仕事への興味を記し，またClが大好きだという岡村孝子さんのカセットを送ってきてくれた（曲目は「夢をあきらめないで」etc.）。

　4年に進んだClは，Thが薦めた山口百恵の『蒼い時』を読んだり（ちなみにClは『我が名はエリザベス―満州皇帝の妻の生涯―』を読んで感激したとのことで，ThはClのレベルの高さにびっくり），「自分で自分を人から孤立させざるを得ないような感情が，どうしても湧いてくるのです」と，"自分の中のもう一人のさみしい私"や，「人が本当に孤独になるとどういう状態になるか」ということについて綴ってきて，Thは，こうしていつもClがその時の自分の気持ちを精一杯伝えてくることを心から大切に，肝に銘じて返信していた。またClは現実場面では，1学期の終わり頃に高校をやめたくなった時，高校の担任教師（若い女性）に対して自分のことを初めていろいろ話すことができ，この担任に強い信頼を感じている。

　そしてこの夏にClはこれまでThから来た手紙を一度まとめて読み直し，「Clは言うことが転々と変わっていたり，時に半狂乱の手紙を送っても，Thはあきれることなく，いつも変わらず一緒に感じて見守ってくれていると感じました。Thからのこれまでの手紙はClの宝物です」と記し，この後も何度か不安定な状況に陥りながらも，確実に生きていった。そして秋には「文化祭の主役をやるので是非見に来てほしい」との便りがあり，Thはこれは

Clからのプレゼントだと思い，初めて相談室の外でClの姿を見た。Clは熱演で，Thは「よくぞここまできた」と少し感無量だった。その後も気持ちの波は時々あったが無事卒業し，高校時代最後の手紙には，「最近になって自分がどういう性格かよく分かってきました。どうしようもなく甘ったれな性格であることです。でも，今日まで生きてこられたんだあなと思っています。私も心のカドが取れました」等と記していた。その後はリハビリと思って週2，3回のアルバイトを続け，落ち着かれたMやGMと助け合い日々を暮らしている。ThはClの卒業と同時期に偶然この職場を退職することになったが，Clの希望で新しい職場の連絡先だけはClに伝え，年に一度くらい近況を記したはがきが今も届いている。そして"ことば"に尽くせぬ多くのことを，臨床家として歩き始めた時期の筆者に与えてくれた，Clとそのご家族の幸せを，心より祈っている。

IV 考　察

1．ThとClの関係について

実は筆者はこの事例を書き記していくことに，当初大きなためらいがあり，書き続けつつも心はずっと痛んでいた。それは一言でいうと，"ThとClの心の物語"を現していいのかという自分自身への大きな問いかけだった。したがって具体的，外的には事実を一部改変したり，そもそもClのことを客観的に記述，描写するというよりも，「はじめに」のところでも記したように，これ全体がThの中の一つの物語であるという設定をしている。そうでないと書けなかったのだが，しかしそれでもThの心の深みは痛みを感じている。

こういう状態はこのClに限らないと思うのだが，臨床家として相談者に会い続けていく中で，Clとの関係が深まるにつれ，その方の抱える"困難さ"に象徴される何かと，Thの心の深い層が出会うように思われるのだ。そして，このようなどこか常に一部融合した関係の中で，この面接は進んできたように思う。だからたとえば，「面接経過」の第1期や第2期の標題では，

「自分」という言葉を自然に使っているのだが，これはClのことでありつつも，どこかTh自身も含んでいて，その重なりから生まれてきたように思う。もっと異なる標題にしようとも考えたのだが，これが一番その時の臨床感覚に合っていて変えられなかった。しかしそれが，第3期以降の標題では「A子」という言葉を用い，より客観的な表現に自ずとなっていることを思うと，この第1期，2期という初期の期間は，ThとClの両者の間にはいわゆる"話しことば"は少ないが，"ことば"として表現される，成り立つ以前のレベルで結び付いていたのだろうことを改めて感じている。

2．A子の"不登校"がもつ意味

次にClの今回の不登校という状態が，Clを含むその家族にとってもつ意味を考えてみたい。さて，Clは女性ばかり三代で暮らしていたが，ここで特徴的なのは，GM—M，M—Clは各々"母—娘の関係"だが，両者ともそこに大きな葛藤を抱え続けていることであろう。特にMとその実母との確執は，Mが若い頃からのものであり，一時期Mは精神的にかなり困難な時をもったように推測される。夫の郷里に移ったり，戻ってきても実母との同居を嫌がるなど，外的には激しく反発し続けたMだが，それゆえに内的には実母との混沌とした結び付きの強さが感じられる。Clを産み母親となっても，それこそ思春期のテーマである"親との関係の質的変容"という課題をその中核に抱えるMにとって，Clを娘として受け入れていくことは，とてもむずかしいことのように思われる。しかし，それまで余り問題を外に現さなかったClが思春期に入り"不登校"になることで，MはClのことに母親としても関わらざるを得なくなったことは意味深い。また，この同時期にM自身は夫との裁判（夫とは実母の強い勧めによる結婚だった）という自らの問題を抱え，このClは"不登校"，Mは"裁判"という困難の中で落ち込み共に苦しみつつ歩むことを通して，各々がその母親との関係にまつわる課題を少しずつやっていったのではないかと感じられるのだ。

こうしてみると，Clが今回，不登校状態に陥ったことやM—Cl関係は，

GM—M関係のはらむさまざまな問題が形を変えて移し替えられたものとも考えられよう。筆者は以前から，子どもの思春期青年期とその親の"人生中間の移行期"（30代後半～40代）とが時期的に重なることを思っていたが，親はその人生後半を歩み出す前に，その子どもをとおして，自分が思春期青年期にやり残したことに，再度向かい合うように感じている。

3．"見守るまなざし"について

さて，今回のこの「ケース研究」のテーマは「女性と思春期」ということだが，筆者はそれを"思春期の娘とその母親との関係性"を一つの軸としてみてきたのだが，最後に，思春期を生きる少女にとっての「母なるものの守り」ということについて，少し触れてみたく思う。

実は筆者には既述したように，"ことば"が少ない第1期の⑤でClが「箱庭」で置いた「人魚姫」の像が，強く心に残っていた。なぜならこの人魚姫は，思春期の少女の姿とどこか重なるように思われるからだ。「人魚姫」というとアンデルセンの童話を思い出すが，昔から幾世代も読みつがれてきた童話や昔話は，また人間の心の物語であり，そこには人がその人生の途上で出会うさまざまな出来事やテーマが散りばめられている。

たとえばアンデルセンの人魚姫には，「海の底で家族と共に暮らしていた人魚姫は，15歳の誕生日に外の人間の世界に触れることを許され，そこで出会った王子に恋をする。しかし人魚姫が陸に上がり人間になるためには，その引き替えに"声"を失ってしまう」という筋があるのだが，これはまさしく15歳という思春期の少女が，それまでの家族と離れ，新たな自分を求める旅に出立する物語と考えられるだろう。筆者は以前，少女たちが，もうそれまでの子ども時代の親との関係をそのまま生きられず，自分自身を見い出していく過程で，一時期象徴的にさまざまな"沈黙の時"をもち（不登校などの引きこもりや無気力，眠り等），その一見外的には止まったように見える状態の中で，時間をかけて内的に成熟していくということを述べたが[1]，子ども時代の声を失い，"自分自身の声"を得ていくには，"時"とそこで出会

う多くの困難を経ていくことが必要なのであろう。そしてこの時の少女にとって大切なことは,「誰かがいつも私を確かに見守っている」という感覚であり,これは"母なるものの見守りのまなざし"に通じると思われる。実は,人魚姫は幼い時に母親を亡くし,象徴的にこの"守り"の薄さが表現されているが,自らの声を失って陸（人間の世界）に上がった人魚姫は,恋する王子以外は支えもなく,まったくの一人ぼっちであった。そしてこの王子も別の女性と結婚し,そして人魚姫は魔女から授かった短剣で王子を刺すよりも,自らの死を選んでいく。このように"母なる守り"の希薄な少女が大人になっていく過程では,背景に「再生」を強く願いつつも,限りなく「死」が近づくことを思うのだ。

特にClの家族には,GMに代表される"支配的な母性"はあっても,この"母なるものの見守る力の弱さ"が長年にわたって布置されてきたように思われ,それを少しずつでも変化させていくことが,このClとの関わりの中心の仕事であったようにも感じられる。

「見守る」とは,「見る」という,相手と一定の距離をとり対象化する視点を含みつつ,同時に「守る」という,常に覚悟をもって心のエネルギーを注ぎ続ける主観的関わりをもつことであり,決して弱く甘いものではないだろう。そしてClとはその現れ方は大きく異なるが,深夜まで繁華街をうろつく多くの少女たち,朝帰りしても,時には何日か家をあけても,両親から特に真剣に怒られることもなく余り関心をもたれていない彼女たちもまた,現代の「人魚姫」であるように思われるのだ。

まだまだ考察する点は多くあるように思う。たとえば,Clにとっての身近な男性である父親や祖父の存在の希薄さ,ThとClの長年にわたった手紙の交換について（筆者はこの役割は上述の"見守り"に通じるかと思う）,またClが身体レベルで現した頻尿感,そしてClと関わったさまざまな人（医師,定時制の担任教師など）の役割について等々である。しかし,枚数もあり,すべてを書き連ねることはやめようと思う。そして上述の考察と関連して,

これらのある面についてもまた理解していくことができるように感じている。

V おわりに

この「思春期青年期ケース研究」の出発点として、「理論について云々するよりも、個々の治療者の持ち味、個性、考え方などを、よくもわるくも生きた形で呈示し、実際に即した事例を互いに学び合う」[2]という姿勢がある。これに支えられてA子とのことをまとめてみた。しかしながら、少し大げさかもしれないが、一方で、治療者自ら苦しむことなしに、Clを描いていくことはできない、治療者自らが痛むことなしに、Clを理解していくことはできない、という思いがずっとあった。ケース研究は、臨床家にとって不可欠の作業であり、今後に生かす実に多くの学びをそこから得る。しかし実りあるものは、またその影をもつことを忘れてはならない。今、改めてやはり一番大切なのは"A子の存在"だと感じている。そして、今回「書く」機会を与えて頂いたことを感謝すると共に、この本自体が見守られていくことを願っている。

引用文献
1) 讃岐 真佐子・三浦 和夫（1988）思春期の始期—眠り・秘密の意味— （心理臨床入門Ⅰ、臨床発達心理学の基礎） 山王出版 pp.161-189
2)「思春期青年期ケース研究」の"刊行にあたって"の一部の文章をまとめたもの

参考文献
1) アンデルセン，大畑末吉訳（1984）アンデルセン童話集 第1巻 岩波書店
2) 織田尚生（1993）昔話と夢分析（特にその「変容的逆転移」の考え方） 創元社
3) 河合隼雄（1986） 心理療法論考（特に第26章 事例研究の意義と問題点） 新曜社
4) 滝口俊子（1996）子どもと生きる心理学 法蔵館

コメント5　不登校を呈した思春期の少女

小倉　清

　この論文はＡ子さんの心の軌跡をたどったものであると同時に，著者のそれでもあるといえるであろうことをまず述べておきたい。それは「はじめに」の所ですでに著者が述べているのだが，読むほどにそのことが強く感じられてゆくところに，この論文の特徴があるといえよう。そしてそれは「心の物語」というには余りにも生々しく，傷つきやすく，そして痛々しくさえある。もちろん人の生きざまは，女性といわず，思春期といわず，なまなかのものではないのが常であって，ただもうものすごいというしかないほどのものではある。

　ここに登場するのは60代後半の祖母，37歳の母，そして14歳の娘の三人の女性である。治療者も女性なので四人の女性となる。

　Ａ子との出会いから初めの何回かまでは，治療者はＡ子とどう接していいのか分からず，とまどう。長い間，Ａ子がずっと体験してきたであろうとまどい，分からなさそのものであるという認識がここで求められる。

　ずっと回が進んで相当なやりとりが展開されることになってゆくのだが，その中で明らかになってくることがいくつかある。そのうちの一つは母親の問題で，母親は自分の幼児性，依存欲求，思春期心性，そして女性性のすべてを否定せずにはいられないという生き方をしてきたということである。この母は妊娠したことを5カ月まで気づかず，「しかたなく産むことにきめた」のであった。したがって，赤ちゃん（Ａ子本人）を抱いたり，かわいがったりすることをせずにいたという。多分，祖母がＡ子の世話をしていたのであろうが，母は実家にいるのが「いやでたまらず」，Ａ子が2歳の時に，夫の実家に移り，そこで共稼ぎを始めて，Ａ子は保育園に預けられたのであった。そしてそこではＡ子は手のかからない，おとなしい子であったのである。そ

の後，父母は別居するにいたり，Ａ子は祖母の所に預けられたままになる。

これだけの背景からだけでも，もはや十分に傷つくわけだが，そんな中でもＡ子はなんとかやりくりして生きてゆく。しかし，やがて成績の悪さ，不登校などから始まって，腹痛，下痢，そして頻尿といった症状が出現してくるのだが，それは生理が始まろうという頃に一致していると考えてもいいのであろう。

結局のところ，治療経過は母・娘（ひょっとして祖母も）が共有してきた基本的な問題，すなわち幼児性の否定，女性性の否定を今後はどうやって育んでいくのかということにつきるといってもよいのであろう。

とことん娘を突き放そうとする母を，娘はじっとみつめ返し，「自分は自分なんだ。自分のことを考えていけばいいんだ」と語って，そして治療者の眼の奥をじっとみつめるのである。さらにはＡ子が「一番苦しいのは母ではないのか。母はしっかりした人がそばにいないと生きてはいけないんだ」という時，それは実は基本的な問題についての認識を治療者に提示し，それに対して治療者はどうしてくれるつもりなのかと，問いただしているのである。あるいは治療者自身，どのような生き方・考え方をしているのかを問いただしてもいるのであろう。

そこで治療者は「自身の身体がジーンとしびれるような感覚の中で，ひたすら聴き続けた」と述べている。このことは非常に大きな意味をもったものであったというべきであろう。こういったやりとりがあった後に，Ａ子は母に甘えてゆくのだが，これは娘が母に甘えるという簡単な構図ではない。母自身がずっと拒否しつづけている幼児性・甘えを，Ａ子は母の眼の前に突き付けることによって，母の頑なな心が少しでも柔らかく溶けてゆくことを願っているのであり，母が少しでも余裕をもった女性になってくれることを目指しているものといえるのではなかろうか。そしてそれはまずもって，治療者とＡ子との間で，同じことが何回も繰り返され，確かめられたうえで初めて動き出したＡ子の心の流れであったろうと思われるのである。

そんなことがあって，やがて母は娘のために夕食を作り，二人で一緒に食

べるようになったし，祖母もそれに加わって三人で夕食を楽しむに至る。三人の一家に自然な笑いがみられるようになってゆくのである。

　そうはいっても，事態はそうきれいに進むわけもなく，母自身これらの変化をすっかり受け入れきれなくて，一人で旅に出てみたりもする。それは無理もないことで，時間の経過はどうしても多少必要にならざるをえない。そんな時にA子は箱庭の時間に，大・中・小の互いに入れ子になっている「家」を用いてあれこれとひねくりまわして，収まりのつく状態を作ろうと試みるのである。母は不安定になり，以前通院していた精神科でもらった薬を大量に飲んで，腰がぬけたりする。母にとってこの心の作業がいかに大変なものとなっているかを示すに十分である。

　A子が来所するのに母がずっと付き添ってきていたというのも，母子の未分化な結び付きというよりも，むしろ逆で，苦しんでいる母を家においてきぼりにして，A子だけが先へ進んでゆくことはできないと，A子が思っていたからではなかろうか。さらにはA子の変化の意味を母に目の当たりにしてもらいたかったからであろう。意識がもうろうとなったA子を祖母がおんぶして入院させるという事件も，祖母をいい流れの中に巻き込もうというA子の懸命の工夫であったのであろう。

　治療が直接の面接ではなくて，手紙のやりとりになっていったのはやむをえなかったであろう。というのも，A子は治療者との距離をとる必要性を感じたのであったろうが，それは今，やっと出来上がりつつある「家」，家族に対する忠誠心から出たものであったはずである。そして「家」の外の生き方・あり方が，この時点で自分の中に入り込んできてしまうのを恐れたのであろう。それはそれで治療者は尊重すべきことであったろう。それに関連して，離婚問題で悩んだ母が治療者にそのことで会いたいといってきたときに，治療者がそれを断ったというのは適切な判断であったと思われる。

　A子からの手紙が1カ月ほど途断して，不安になった治療者が，やや説明的な手紙を送る。それに対してA子はむしろ淡々とした返事のクリスマスカードを送るだけにする。このあたりはA子の見事な成長ぶりである。治療者は

やや取り残されたような感じがしたのではなかったか。やがて母は祖母に甘えるようになり，一緒に寝る。母はA子の成長を見るにつけ，自分の中にひそむ甘え・思春期心性を自ら認められるようになったといえよう。A子が死ぬことをしきりにいうようになるのだが，無論，思春期では人はいつもいったんは死ぬわけである。この時期に，A子は幼児期の思い出を語ったり，『蒼い時』を読んだり，「自分の中のもう一人のさみしい私」について述べたりして，それに対して治療者は「肝に銘じて」返事を書くのである。こうしていったんは死んだA子の再生がなされてゆくことになる。

　考察のところで，再び「治療者と患者の心の物語」にふれているのだが，冒頭に述べたごとく，真意は結局は女性性獲得の歴史の物語なのである。そこは治療者ご自身の心の遍歴そのものでもあるので，それを公にするのがためらわれたということであろう。しかし，現実にはこうして公になったわけで，それは主としてA子の力によるところが大きかったといわねばなるまい。

　臨床とはすべからく，そのようなものであることを私たちは，今日もまた，まざまざと見せていただいたということになるのである。

コメント5を読んで

讃岐　真佐子

　今回，拙い私の小論文に対し，それに深く添う形で思いがけず小倉先生からのコメントを頂戴した。これを読み，幾つか感じたことを少し記させていただこうと思うのだが，その前にまず，これはこのコメント内容とは直接関係ないのだが，やはりとても重要なことと感じ敢えて記すと，実はこの小論を著してから今回この感想を書くまでに，約4年間の月日がたっているということがある。おそらく本文からも推測されるように，さまざまな心の揺れを伴いつつこの事例をまとめたのだが，その後あまり音沙汰がなく，この"A子との物語"がどう扱われていくのか，実は案じられていた。それゆえに今回，それまで心のどこかに留めていた手紙が，その返信と共に返ってきたような気がしている。

　しかし，改めて本文を読んだとき，この4年間の間にいろいろ思うところあり，今回の校正において，家族構成を中心にその表現などに一部慎重に手を加えた。したがって小倉先生が読まれたときの内容と微妙に異なる箇所があるやもしれないが，しかし，Th-Cl関係を中心とするその本筋はそのままとしている。

　以上のことをお断りした上で，コメントに関する感想を記したいが，まずなんといっても「確かに受け止めていただいた」という実感をもった。この面接経過が，A子と母親，そしてひょっとしたら祖母をも共有する基本的な問題，つまり「その幼児性と女性性の否定の育みにつきる」と指摘された点は，私にはやや言葉でまとめられた感はあるが，その後に続く一連の記述は心から納得いくものである。特に，高校にも他の場所にも一人で行けるA子が，相談室には最後まで母と共に来所し続けたことに関して，「苦しんでいる母を家においてきぼりにして，A子だけが先へ進んでいくことはできない

と，Ａ子が思っていたからではなかろうか」との指摘は，まさに“目からウロコ”であり，当相談室への来所を最初に母に勧めたのもＡ子自身であることを思うとき，Ａ子の相談を中心としつつも，ある意味で確かにその本質において，母親の相談にＡ子が付き添ってきていたとも考えられよう。とにかくＡ子は，時に自分も強い不安に駆られつつも，その母親の成長を心から望んでいたと思う。そしてそのような母親を放って自分だけが成長していくのではなく，箱庭で表現した「入れ子」の家のように，この家全体の，その祖母―母―Ａ子という何世代にもわたる葛藤とその心の回復を心から欲していたことを改めて思うのだ。またこのことが，自分の行動に対するコントロールを超えた「不登校」というＡ子自身の問題を通じてなされていったことを考えるとき，そこにはＡ子の意識レベルを超えた力が働いていったようにも思われる。

　先述したように４年という月日は，その長短は別にして，この「女性と思春期」という極めて“ことば”になりにくいテーマのもつ重さだったのかもしれない。今回当時のＡ子，そして私自身に再会し，この原点を確かなものにしたく思った。特にＡ子には，この原稿をすべて読んでもらい，「自分にとっては嵐のように過ぎ去った時を一つずつ思い出すたび，あの時のあの一刻一刻が，どれだけ今の自分の成長にとって大切な時だったか胸につきささりました。（これまで漠然としていた）あの頃を思い出すことができて，本当によかった。……私以外の誰かが，私という人間をずっと見つめていてくれることは，とてもすごいことだと思う」。（この箇所を本に記載する旨，Ａ子の了解を得ている）等々，さまざまな思いの詰まった手紙を受けとっている。

　コメントをしてくださった小倉先生に感謝し，また母親面接を担当された玉置信子先生（現江東区教育センター）にも御礼申し上げたく思う。そして改めて，本当に多くのことを教え与えてくれたＡ子とそのご家族の幸せを，心より願っている。

あ と が き

　事情があって私がいきなり，この「あとがき」を書くことになった。私は本書の編集には初めから関係していなかった。書き上げられたものを読んで，そして「あとがき」を書くことになったのは，一つには私がコメンテーターの一人であるし，またこのシリーズの企画全体の言いだしっぺの一人であったということもあずかっているだろう。

　中村先生が冒頭に本書の成り立ちや内容の解説を書かれているので，屋上屋を重ねることは避けたいのだが，私も今回これらの症例を読んで触発された感想がいくつかあり，蛇足ながらそれを書き述べてみたい誘惑に勝てない気分である。

第1例　17歳　A子

　この症例には「マザーレスマザー」や「世代をこえた連鎖」の問題があることはよくみえるのだが，これらにどう現実的に対応してゆくのかは，とてもむつかしいことである。事例提供者とコメンテーターとは同じか，もしくは近い職種の経験をお持ちの方であろうが，お二人の間の討論がなかなか丁々発止のやりとりで興味深い。ただ討論が保護観察をめぐっての考え方やその実践方法とか，実際の処遇をめぐっての問題などにその焦点が重く置かれていて，本書の主題である「女性と思春期」から少しはなれたものとなった感じがした。もちろんそうなったのにはそれなりの理由があってのことではあろう。そんな悠長なことを言ってはいられないぐらいに逼迫した事態が連続して起ってきたというようなこともあったのであろう。

　私なぞは思うに，この親子における問題は，女性性とか思春期個有の問題などという以前に，ともかく人間としてのごく一般的，基本的な諸条件が整っ

ていない所で起ってきた類のものではないかと考える。いろいろな男性関係が次々と登場するが、それは女性性とか思春期個有の心性と直接的には結びつかないように思える。その意味において母も娘もともに、構造がしっかりした精神科治療が必要であったように思えてしまう。入院治療とまではいかなかったとしても、とにかく治療構造をしっかり持たないことには、後手後手になってしまって、キチンと受け止められなくなるように思う。あえてふりまわされているかのようにして本人たちの自覚を待つという手もあるのかもしれないが、この場合にはそれは危険すぎるように思えてならないがどうであろうか。

評者大山氏のコメントの中に、非行女性の中にはいわゆる「古風な」人がしばしばみられるとある。新しい時代の女性像、女性のあり方になじめなくて、そこから流れて非行に陥ってゆくということのようだが、それはいかにも悲しいことにきこえて、私の注目をひいた。そこのところはどのような視点をもって援助すればよいのだろう。時代の流れになじめないというところから出てくる問題は、別に非行だけに限らないのかもしれない。生きるということのむつかしさに通じる問題なのであろう。そこにはひょっとして、「女性と思春期」の問題としてとらえられるものも含まれてくるのかもしれない。これはむしろ私の方からの問題提起とさせていただきたい気持である。

第2例　18歳　目つきにこだわる人

この症例については何年か前に行われた治療経過の報告とのことで、その意味では治療者自身のライフサイクル上の1つの出来事として、自らをふり返りみるという過程といえるのであろう。またこの症例報告を通して、思春期における女性のあり方を模索する患者の心の軌跡がえがかれている。それはコメントの中にも見られるように、治療者自身の女性治療者としての心のそれに重なる所があって印象的である。

第3例　高校1年　一人っ子A子の例

　まわりにひどく気を遣うという幼い頃からのパターンがあって，それはやがて自分自身が存在しなくなるという感覚を生んでしまうというパターンになってしまう。これが症状形成についての説明になりうるのだが，しかしこれはこういうパターン，あり方を身につけることによって，もうひとつ，親に復讐しようとしているともいえると思う。このことを患者に指摘するという可能性はあったろう。防衛には常に自分を守るという面と，更には攻撃的な面と，この二つがあるのであって，この後者の方はうまくカモフラージュされていて，治療者にはみえにくいものである。

　共感すること，なぐさめ，合理化ないし知性化のような説得ということも患者の病理のレベル次第では，主な治療的アプローチになるといえようが，しかし本人の行動の深い意味を指摘するということがあってもよいと思う。とはいえA子の場合は，やがて自ら自分自身を主張することが可能になっていった。それには治療者が自分の昔話をするという自己開示も手伝って力があったのであろう。それにつづいて親にも相当な変化が起ってゆくほどの展開になったのである。この辺に「女性と思春期」のテーマがよく出ているといえよう。

第4例　小学校6年生　拒食症

　これは治療者の力量と患者の決意とが見事に調和した例であると思う。これほどきれいにすすむ治療は少ないであろう。そしてまた，この報告から学ぶものはつきぬほどであるといえる。簡単そうにみえてそうではない。臨床家は誰でも治療にゆきづまることはある。そういうときに，この報告をまた読むがよい。きっとそこで何かを示してもらえるだろう。

　まず主治医からの治療依頼の目的や内容が具体的に，分かりやすく書かれている。主治医がこれから果たす役割も明示されている。主治医はもちろんだが，この治療者の几帳面さ，真面目な態度，整理された考え方がうかがわれる。初回面接の記録はとても丁寧で，両者の心の動きが手にとるようにみ

える。この記載は読んでいて非常に心地よかった。私個人はこういう記載が好みである。この初回の面接で，この治療はピタッときまったと私は思う。

　しかし細かくみてゆくと，多少のコメントをしたくなる。「基本的信頼感はかなりえられている」ということだが「かなり」というのは微妙なところだろう。「自分という存在が根本的に認められていない，守られていない」という感覚がまずあって，そこから出発して，少女から思春期へと飛躍してゆくことがはばかられ，宙に浮いているという状態でもって治療者の前に現れたといえようか。もっとも宙に浮いていられるというのも一つの力かもしれない。

　両価感情とこだわり（これを苦労性とよんでいるわけだが）とが目立つケースとみた。

　ホッとする時とはお風呂に入っている時と，少女マンガを読んでいる時とだというのは，誠に納得がゆく。

　本人はあえて両価感情を選んで前面に出している。それはそれなりに分かりやすいけれど，こだわりないし強迫の方が本当のところは，より強かったのではないかと想像される。つまりこだわりを処理しかねているところに，より病理があったのではないかと思う。「こうしている間もやることが沢山あるし……」といっているところが目にとまる。だから，幼い頃から（母との間で）ずっとやり残してきた事柄が沢山あって，それにかまけている間に，同級生たちはどんどん先へ成長していってしまうのだ，それが心配だ——というあせりが感じられるのである。このことは指摘してもよかったのではないかと思うがどうだろう。この人ならば，このような指摘をうけたからといって，いきなり退行がすすんでしまい，治療がより長引くことにはならなかったのではないかと推測する。

　治療者への依存がためらわれたのは，治療者のことを試すというよりも，治療者への気持ちがつのっていった分，母への忠誠心との板ばさみがより強く意識されて窮屈になり，どうしてよいのか困ったのであったろう。これもこだわりの一つである。

7回目の面接に，髪を切って現れるのだが，これはよくいわれる自分にまつわる意識を変えようという本人の努力の現れという面もあったろうと思われる。その証拠に，保育園時代の写真をもってきて話す。これは赤ちゃん時代からの自分をふり返って，総括しようという必要性にせまられたからの行動ととれる。そしてそのあとで「自分」というものを改めて確認しようという作業が続いたといえるのである。治療では必ずしも言葉だけでは不十分というのではなく，実感として幼児期以来の自分をみつめたかったのであろうと思われる。これは思春期の課題の一つといえよう。

　11回の面接で，学校で皆から「大丈夫？」といわれていやだと述べるところがある。これをこの回で述べたのには意味があったと思う。それはここでの治療のこと，治療者からの「大丈夫？」という態度をさしていたのではなかったのかと思う。

　12回ではそのことがさらに敷衍される。しかし「自分が変わればいいんだ」と力強く納得するところが感動的である。「母のこともすべて嫌いではないし……」と言い切るところもすごい。これは治療の経過そのものについてもいっているのであって，治療者としてはやや複雑な気持ちになったかもしれない。ここに「思春期の女性」が顔を出しているといってもいいのではないかと思う。

　以上，いわずもがなのことを述べてしまった。そこで「あとがき」に戻らねばならない。

　それにしても当初「女性と思春期」というテーマを取り上げようと思ったのは1990年頃のことであって，それからもう10年近くがたってしまった。その間に，ことに若い人たちの間の女性性をめぐる意識や認識がいかに変わったかを改めて思う。はからずも本書の発想はそういう変遷の歴史の流れの中で生まれたのであった。未だにこの変遷は終焉していないわけで，本書の実現までに10年近くの歳月が流れたのは必ずしも偶然ではなかったのかもしれない。そう考えると歴史全体の動きと，そして女性の患者たちと治療者たち

の心の遍歴をつづることとを並べてみて，誠に感慨深いものがあるといわねばならない。

そもそも症例集というものは，じっくり時間をかけて読むべきものであると思うし，治療者のライフサイクルという観点からみれば，また時をおいてくり返し読むのも勉強になると思う。

ここにある症例の治療者はすべて女性であるし，五名のコメンテーターのうち四名が女性である。そしていずれの女性治療者も多分（！）ご自身が思春期をそう遠くない過去において経験しておられるようである。これらの方々は今はご自身，母親になられているとしても多分，そのお子さんたちはまだ思春期には至っておられないのではないか。そんな具合なので，治療の中ではお互い相互に教育的なやりとりが交換されたのではなかったかと思われる。教育的という言葉が適当でなければ，それぞれに内省的になり，自分自身をよりよく知るうえに相手の存在が大きな力をもったのではなかったかと思われるのである。

実際，臨床においては年齢や性別に関係なく，お互いに相手から教えられるという経験はあるものである。そしてこの場合には女性同士のやりとりが治療の中心をなしていた。本書のタイトルと関連する由縁である。

2000年1月5日

クリニックおぐら
小倉　　清

編者略歴

中村　留貴子（なかむら　るきこ）
1948年　茨城県に生まれる
1972年　日本大学文理学部心理学科卒業
　　　　山梨日下部病院勤務
1977年　慶応義塾大学医学部精神神経科教室勤務
1988年　千駄ヶ谷心理センター共同開設
専　攻　臨床心理学，精神分析学
著　書　心理臨床プラクティス（共著　星和書店）
　　　　今日の心身症治療（共著　金剛出版），その他

渋沢田鶴子（しぶさわ　たずこ）
所　属　コロンビア大学・ニューヨーク

小倉　　清（おぐら　きよし）
1932年　和歌山県に生まれる
1958年　慶応義塾大学医学部卒業
1959～1967年　米国留学
1967～1995年　関東中央病院精神科勤務
1996年　クリニックおぐら開設
専　攻　児童青年精神医学
著　書　子どもの精神療法（編著　岩崎学術出版社）
　　　　子どものこころ（慶応義塾大学出版局）

執筆者略歴（執筆順）

生島　浩（しょうじま　ひろし）
1956年　東京に生まれる
1979年　一橋大学社会学部社会学科卒業
1979年　法務省に入省し，東京及び横浜保護観察所などの保護観察官を経て
1992年　筑波大学大学院修士課程教育研究科カウンセリング専攻修了
1996年　法務省法務総合研究所研究部室長研究官
現　職　法務省浦和保護観察所観察第二課長
著　書　「非行少年への対応と援助」（金剛出版）
　　　　「悩みを抱えられない少年たち」（日本評論社）
　　　　「実効ある心理療法のために」（共編著，金剛出版）　その他

磯網　正子（いそあみ　まさこ）
1963年　茨城県に生まれる
1986年　日本女子大学文学部卒業
同　年　法務省神戸保護観察所　保護観察官
1999年　筑波大学大学院教育研究科修了
現　職　法務省関東地方更生保護委員会　保護観察官
専　攻　非行・犯罪臨床

大山　みち子（おおやま　みちこ）
1957年　青森県に生まれる
1982年　横浜国立大学大学院修士課程修了
1985年　日本大学大学院博士後期課程満期退学
1985年　法務省市原刑務所矯正専門職
1990年　法務省東京少年鑑別所矯正専門官
1996年　法務省甲府少年鑑別所鑑別部門統括専門官にて退職
1996年〜1999年　東京医科歯科大学難治疾患研究所犯罪被害者相談室長
現　職　武蔵野女子大学大学院講師
　　　　広尾心理臨床相談室臨床心理士　等
専　攻　臨床心理学
資　格　臨床心理士・教育学修士
主な著書（いずれも共著）
　　　　「臨床心理学用語事典」（至文堂）
　　　　「カウンセラーのためのガイダンス」（ブレーン出版）
　　　　「性格心理学ハンドブック」（福村出版）
　　　　「子どものトラウマと心のケア」（誠信書房）　など

笠井　さつき（かさい　さつき）
1965年　神奈川県に生まれる
1990年　上智大学大学院文学研究科教育学専攻心理コース博士前期課程修了
1996年　帝京大学医学部附属溝口病院精神神経科助手　現在に至る

専　攻　臨床心理学

滝村　裕子（たきむら　ゆうこ）
1957年　山口県に生まれる
1979年　同志社大学文学部卒業　心理学専攻
1980年　京都教育大学教育専攻科修了
1980年　神戸市立教育研究所へ勤務
1997年　千葉市スクールカウンセラー
現　職　江戸川区教育研究所教育相談室
　　　　千葉メンタルクリニックカウンセラー
著　書　「スクールカウンセラーがすすめる112冊の本」（共著，創元社）

滝口　俊子（たきぐち　としこ）
東京都に生まれる
立教大学大学院文学研究科（心理学専攻）修了
慶応義塾大学医学部精神神経科クリニカルサイコロジスト
立教女学院短期大学学生相談室主事・講師・助教授・教授を経て
現　在　京都文教大学人間学部臨床心理学科教授・心理臨床センター所長
著　書　「子どもと生きる心理学」（法藏館）
　　　　「臨床心理士のスクールカウンセリング」（共編　誠信書房）

大林　純（おおばやし　じゅん）
1955年　静岡県に生まれる
1978年　聖心女子大学文学部卒業
　　　　教育学科臨床心理学専攻
同　年　東武神経科病院に勤務
1981年　大宮内科神経科に勤務
1984年　春日部東部病院に勤務
　　　　北区情緒障害児巡回指導員（嘱託）
1988年　こうぬまクリニックに勤務
　　　　埼玉県与野市児童福祉課にて心理判定員（嘱託）
　　　　現在に至る

深津千賀子（ふかつ　ちかこ）
1940年　東京に生まれる
1963年　横浜国立大学学芸学部心理学科卒業
1963年　慶応義塾大学医学部精神神経科入局
現　職　慶応義塾大学医学部精神神経科助手，現在に至る
専　攻　臨床心理学，精神分析学
著　書　乳幼児精神医学の方法論（共著，岩崎学術出版社）
　　　　臨床心理学（共著，弘文堂入門双書）
　　　　精神医学ハンドブック（共編著，創元社）

現代の精神分析（共著，日本評論社）他
訳　書　A.P.A.＝精神分析の新しい動向（共訳，岩崎学術出版社）
　　　　　D.W.ウィニコット＝小児医学から児童分析へ（共訳，岩崎学術出版社）

讃岐　真佐子（さぬき　まさこ）
1958年　兵庫県に生まれる
1989年　慶応義塾大学大学院社会学研究科教育学専攻修了
現　在　山王教育研究所スタッフ，駒澤大学学生相談室勤務
専　攻　臨床心理学
著　書　「学生相談と心理臨床」（共著，金子書房）他
　　　　「こころの発達援助」（共著，ほんの森出版）

|検印省略|

思春期青年期ケース研究 5
女性と思春期

発　行	第 1 刷　2000 年 1 月 25 日 第 2 刷　2001 年 1 月 6 日
編　者	中村留貴子 渋沢田鶴子 小倉　　清
発行者	山内　重陽
印　刷 製　本	新協印刷(株) (有)共伸舎
発行所	岩崎学術出版社 東京都文京区小日向 1 の 4 の 8 電話　代表 (3947) 1631

2000 年　岩崎学術出版社Ⓒ　　乱丁・落丁本はおとりかえいたします。

ISBN4-7533-0000-5

■思春期青年期ケース研究
編集・思春期青年期ケース研究編集委員会

本シリーズは思春期青年期全般，精神医学，臨床心理学の領域で，多様なケースを詳細に取り上げ，臨床に携わる方々に若者の心の臨床を生の姿で伝えるものである。

第1巻　**摂食障害**
　　　小倉清・狩野力八郎責任編集

第2巻　**境界例**──パーソナリティの病理と治療
　　　牛島定信・舘直彦責任編集

第3巻　**不登校と適応障害**
　　　齊藤万比古・生地新責任編集

第4巻　**感情障害とリズム障害**
　　　樋口輝彦・神庭重信責任編集

第5巻　**女性と思春期**
　　　中村留貴子・渋沢田鶴子・小倉清責任編集

第6巻　**身体化障害**
　　　成田善弘・若林愼一郎責任編集

■以下続刊

初期分裂病　中安信夫・村上靖彦責任編集
青年期と虐待　本間博彰・岩田泰子責任編集
学校カウンセリング　清水將之・井上洋一責任編集
暴力と思春期　中村伸一・生島浩責任編集

■思春期青年期ケース研究編集委員

小倉　清				
乾　吉佑	井上　洋一	岩田　泰子	牛島　定信	生地　新
笠原　敏彦	狩野力八郎	川谷　大治	神庭　重信	北西　憲二
齊藤万比古	坂口　正道	渋沢田鶴子	清水　將之	生島　浩
高橋　俊彦	舘　哲朗	舘　直彦	堤　啓	中村　伸一
中村留貴子	中安　信夫	成田　善弘	樋口　輝彦	本間　博彰
溝口　純二	村上　靖彦	守屋　直樹	若林愼一郎	